LE JOGGING

Couverture

• Maquette:
MICHEL BÉRARD

Maquette intérieure

• Conception graphique:
MICHEL BÉRARD

Les figures et les graphiques ont été réalisés par le Centre audio-visuel du collège Bois de Boulogne.

Les photos des chapitres 11, 12 et 13 ont été commanditées par le Centre de développement physique, situé au 2275 est, boul. St-Joseph.

Je remercie Noëlla Laferrière, Edith Trudel-Chevalier et Robert Thériault d'avoir accepté de servir de modèles pour les photos des chapitres 11, 12 et 13.

DISTRIBUTEURS EXCLUSIFS:

• Pour le Canada
AGENCE DE DISTRIBUTION POPULAIRE INC.,*
955, rue Amherst, Montréal H2L 3K4, (514/523-1182)
* Filiale du groupe Sogides Ltée

• Pour l'Europe (Belgique, France, Portugal, Suisse,
Yougoslavie et pays de l'Est)

• OYEZ S.A. Muntstraat, 10 — 3000 Louvain, Belgique
tél.: 016/220421 (3 lignes)

• Ventes aux libraires
PARIS: 4, rue de Fleurus; tél.: 548 40 92
BRUXELLES: 21, rue Defacqz; tél.: 538 69 73

• Pour tout autre pays
DÉPARTEMENT INTERNATIONAL HACHETTE
79, boul. Saint-Germain, Paris 6e, France; tél.: 325.22.11

Richard Chevalier

LE JOGGING

LES ÉDITIONS DE L'HOMME *

CANADA: 955, rue Amherst, Montréal 132
EUROPE: 21, rue Defacqz — 1050 Bruxelles, Belgique

* Filiale du groupe Sogides Ltée

Sommaire

Remerciements

Je tiens à remercier les docteurs James S. Skinner (Ph.D.), Louis W. Janskowski (Ph.D.) et Richard Montpetit (Ph.D.), tous professeurs à l'Université de Montréal, de m'avoir fait connaître ce domaine merveilleux qu'est l'étude de la physiologie de l'effort musculaire et de m'avoir inculqué le goût de la rigueur scientifique. Je tiens aussi à remercier Edith, mon épouse, de m'avoir soutenu durant les quelque douze mois consacrés à la rédaction de cet ouvrage.

Préface de l'A.P.A.P.Q.

Depuis quelques années déjà, les Québécois s'intéressent activement au conditionnement physique, à un point tel qu'il n'est pas surprenant de constater qu'ils en font une préoccupation majeure dans l'emploi de leur temps.

Or, comme au Québec la population a l'habitude de réagir rapidement à toute chose susceptible de l'intéresser, il n'est pas surprenant de constater que depuis une si courte période de temps, moins d'une décennie, il y a un engouement presque indéfinissable face à ce phénomène.

Cependant, il est malheureux de constater que trop souvent, hélas! les personnes désireuses d'entreprendre un programme de conditionnement physique individuel ou de groupe ne connaissent pas et ce, en tant que consommateurs, les prémisses de base que tout bon programme de conditionnement physique devrait rencontrer. Ces prérequis doivent tenir compte entre autres:

1) des objectifs recherchés
2) du contenu des programmes
3) de la compétence du personnel
4) de l'état de la condition du participant.

C'est principalement dans ce sens que l'auteur de ce livre a bien voulu diriger le lecteur. L'A.P.A.P.Q. (Association des professionnels de l'activité physique du Québec) s'en réjouit grandement car le public, lui, devient de plus en plus consommateur d'exercices physiques et, à ce titre, il est plus en droit d'exiger des programmes de qualité et un personnel des plus qualifiés.

Ce livre aidera grandement toute personne, novice ou avancée, à s'y retrouver et par le fait même, à atteindre ses objectifs personnels.

L'A.P.A.P.Q. félicite donc l'auteur pour ce travail de grande qualité, maintenant disponible à la population québécoise.

Jean-Louis Foisy
Directeur général

Préface du Dr Choquette

«C'est le début d'un temps nouveau» où la santé ne sera plus identifiée uniquement dans son élément négatif, c'est-à-dire l'absence de maladie, mais surtout dans ses éléments positifs et dynamiques, c'est-à-dire l'exercice optimal des potentialités physiques, mentales et sociales de chaque individu. Un facteur des plus importants dans cette conception globale de la santé est l'obtention et le maintien d'une excellente condition physique.

Ce volume «Le jogging», qui s'adresse aussi bien aux professionnels de la santé qu'à la population en général, est un effort louable de vulgarisation des connaissances scientifiques essentielles à la poursuite intelligente et assidue d'un programme d'activités physiques susceptible de procurer le bien-être et la joie de vivre, conséquences habituelles d'une bonne condition physique.

A toute personne sensibilisée à une conception globale de la santé, je recommande donc avec enthousiasme la lecture de ce volume, non pas à la manière d'un roman, mais plutôt comme un outil de travail toujours à la portée de la main.

Gaston Choquette, M.D., cardiologue,
Directeur médical,
Centre EPIC de médecine préventive
et d'activité physique,
5055 est, rue Saint-Zotique,
Montréal, Qué.

Avant-propos

Lorsque j'ai décidé d'écrire un livre sur le conditionnement physique, je vous avoue franchement que j'étais
conscient de ne pas avoir eu là une idée très originale. Le
conditionnement physique est devenu depuis quelque temps
une activité très populaire. Plusieurs livres traitant de cette
activité ont déjà fait leur apparition sur le marché. Il y a
présentement beaucoup d'informations qui circulent sur
le conditionnement physique et ses bienfaits sur l'organisme.

Néanmoins, il m'a semblé utile d'écrire un livre sur le
conditionnement physique pour les raisons suivantes:
premièrement, fournir au lecteur une information de base qui
soit accessible et clairement articulée tout en étant rigou-
reusement scientifique et deuxièmement, fournir au lecteur
une information supplémentaire concernant les problèmes
très pratiques que rencontrent les adeptes du jogging. Ce
n'est donc pas un livre rempli de photos illustrant mille et un
exercices. Il fallait aller plus loin que cela. Les gens doivent
savoir pourquoi ils font du conditionnement physique et
pourquoi ils doivent le faire de telle ou telle façon.

J'ai voulu écrire un livre visant d'abord et avant tout à bien renseigner les personnes qui s'intéressent au conditionnement physique afin que ces dernières puissent apprécier, en connaissance de cause, la valeur des différents programmes de conditionnement physique offerts déjà par plusieurs organismes. Je me dois de signaler que certains programmes de conditionnement physique offerts à la population ne respectent pas les principes de base du conditionnement physique et,qu'à ce titre, ces programmes sont pour le bien-être physique des gens potentiellement dangereux. Qu'il soit clair dans l'esprit du lecteur que tout programme de conditionnement physique offert par un organisme doit être supervisé par des éducateurs physiques possédant un premier grade universitaire (baccalauréat) et ayant une spécialisation (stages reconnus, études post-universitaires) dans le domaine du conditionnement physique.

Le livre comprend trois parties distinctes. La première partie tente de répondre aux questions suivantes: qu'est-ce que la condition physique? pourquoi se mettre en forme? et comment se mettre en forme? C'est la partie qui regroupe, en fait, les informations de base sur le conditionnement physique. La deuxième partie est consacrée au jogging: plusieurs sujets sont abordés tels que la définition du jogging, les modes respiratoires lors du jogging, le type de vêtements et de chaussures, le seuil d'entraînement appliqué au jogging, les problèmes musculaires, ligamentaires et osseux associés à la pratique du jogging, les règles d'or du jogging, le jogging intermittent versus le jogging continu, etc. Enfin, la troisième partie présente une série d'exercices pour renforcer les abdominaux, les obliques, les muscles du dos et des fesses.

Première partie:
Informations de base

Chapitre 1

Une crise de l'énergie aérobie (les sources d'énergies)

Energie, un mot clé

Le mot clé de ce chapitre est l'ÉNERGIE, mot qui nous est bien familier depuis quelques années et surtout depuis la crise du pétrole, source d'énergie indispensable pour que les industries continuent de rouler et pour que la frénésie consommatrice de l'Occident ne cesse de s'accroître. Qu'est-ce donc que l'énergie, si convoitée de tout temps et surtout de nos jours? On peut définir l'énergie comme une force en action. Cette force en action prend différentes formes: il y a l'énergie provenant du soleil (solaire), l'énergie provenant de la chaleur (thermique), l'énergie provenant de l'électricité (électrique), l'énergie provenant des réactions chimiques (chimique), l'énergie provenant de la fission de l'atome (atomique et nucléaire), l'énergie provenant du mouvement (cinétique), etc . . . Heureusement pour l'humanité, l'énergie est transformable et se transforme, c'est-à-dire qu'elle peut passer de sa forme initiale à une forme secondaire. Le bateau à voile, par exemple, transforme l'énergie éolienne (le vent) en énergie cinétique ou propulsive, ce qui permet

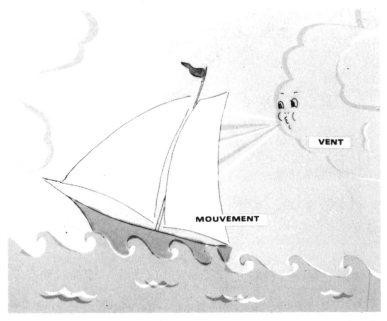

FIG. 1 Transformation de l'énergie éolienne (le vent) en énergie de mouvement.

au bateau à voile de voguer sur l'eau (fig. 1), transformation énergétique intéressante parce qu'elle ne pollue pas.

Il en va de même pour l'être humain. Nous pouvons penser, dormir, digérer, courir, sécréter des hormones, etc... grâce à une transformation complexe de différentes formes d'énergie. Dans le cas du travail musculaire, cette transformation produit de l'énergie cinétique, que ce soit les contractions de l'estomac ou encore les battements rythmés et parfois endiablés du coeur.

Energie et travail musculaire

Le muscle est l'élément moteur du mouvement chez l'homme. On peut comparer le muscle à une espèce d'usine qui transformerait l'énergie provenant des aliments en énergie cinétique ou de mouvement sous l'action d'influx venant du système nerveux. Marcher, courir, sauter, grimper, danser, s'asseoir, etc., toutes ces actions se réalisent parce que le muscle se contracte et se décontracte; en un mot, il travaille. Pour être capable de fonctionner, le muscle a besoin d'énergie. Le produit final de la transformation des énergies provenant des aliments est une substance biochimique présente dans toutes les cellules de l'organisme et qu'on appelle ATP ou adénosine tri-phosphate. C'est donc sous la forme d'ATP que sera fournie au muscle l'énergie nécessaire.

On peut dire que l'ATP, c'est de l'énergie en boîte, ou encore une petite bombe dont le déclencheur serait l'influx nerveux. Lorsque cette petite bombe explose, une grande quantité d'énergie est libérée (fig. 2). Mais d'où vient l'ATP? Comment est-il produit? Supposons que l'organisme tout entier soit un vaste ensemble d'industries, ensemble dont le but ultime est la vie, la VIE la meilleure possible. Ces industries transforment la matière première en produits finis. La figure 3 illustre cette transformation: les aliments que nous ingérons symbolisent les matières premières (1); les aliments sont par la suite brassés, triturés, transformés, puis envoyés dans le sang et la lymphe sous forme de sucres, de graisses, de protéines, de sels minéraux et de vitamines; c'est le travail étonnant de l'usine-digestion (2).

Enfin, le muscle utilisera principalement les sucres et les graisses pour fabriquer l'ATP nécessaire à son activité. L'utilisation des protéines pour produire l'ATP est négligeable. Au niveau du muscle, la production de l'ATP est assurée par trois systèmes qu'on peut comparer à des usines ayant chacune leurs propres caractéristiques (fig. 4). Ainsi, il y a 1) l'usine ATP-CP, 2) l'usine à sucre et 3) l'usine à oxygène (O_2) ou aérobie.

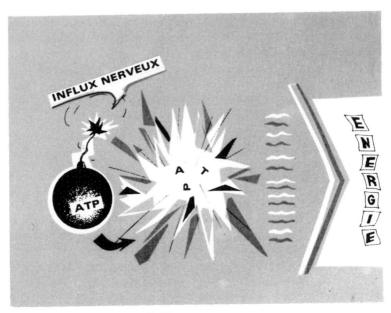

FIG. 2   Une petite bombe: l'ATP.
FIG. 3   Transformation des aliments et stockage des sucres et des graisses dans le muscle.

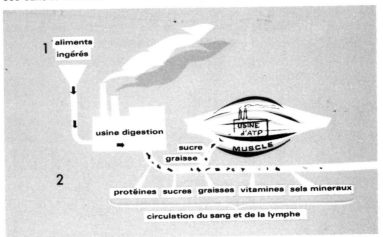

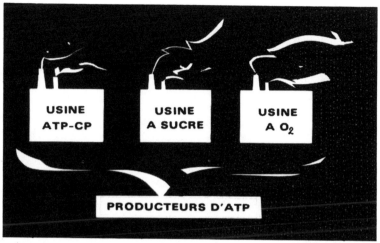

FIG. 4   Les producteurs d'ATP.

L'usine ATP-CP

L'usine ATP-CP est située dans le muscle. C'est une usine capable de fournir l'ATP à une vitesse étonnante pour ne pas dire tout simplement fantastique. Des trois usines, c'est la plus rapide, celle qui répond le mieux aux besoins IMMÉ-DIATS en énergie lors d'un travail musculaire. Etant donné sa fonction de «dépanneuse», l'usine ATP-CP garde toujours dans ses entrepôts une certaine quantité d'ATP. C'est l'ATP de réserve, celle qui fournit *illico* l'énergie nécessaire pour faire démarrer un travail musculaire. Mais la réserve d'ATP n'est pas faramineuse. En fait, elle ne permettrait pas de soutenir un effort très intense plus de 2 ou 3 secondes. C'est là qu'intervient la CP ou créatine phosphate. Cette substance chimique a la propriété de se transformer très rapidement en ATP lorsque le muscle a besoin d'énergie supplémentaire (fig. 5). Toutefois, la réserve de CP dans le muscle, quoique plus importante que celle de l'ATP, demeure très limitée. Lors d'un effort très intense, l'usine ATP-CP ne peut fournir

à plein régime l'ATP nécessaire que pour quelque 30 secondes. Déjà après 7 ou 8 secondes d'effort très intense, la
vitesse de production de l'ATP commence à diminuer, affectant ainsi la performance physique.

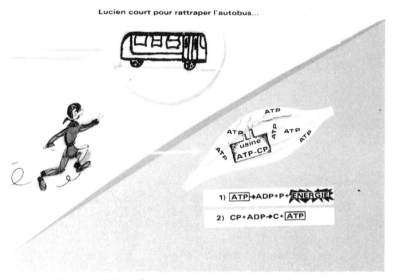

Lucien court pour rattraper l'autobus...

FIG. 5   L'usine ATP-CP à l'oeuvre.

Monter rapidement trois ou quatre escaliers, courir le 100
mètres, essayer de rattraper son autobus, lancer une pierre
ou un javelot, sauter une clôture, tous ces gestes de la vie
quotidienne représentent quelques exemples de travail musculaire qui tire son énergie de l'ATP produit par l'usine ATP-
CP.

En résumé, l'usine ATP-CP est une usine qui produit de
l'ATP à une cadence ultra-rapide mais qui ne peut être main-
tenue que pour quelque 30 secondes. Au-delà de cette période, les réserves d'ATP et de CP sont presque épuisées.

Si le travail doit se poursuivre (par exemple, monter sept escaliers plutôt que trois ou quatre), le muscle devra faire appel à une autre usine capable de produire de nouveaux stocks d'ATP. C'est là le rôle de l'usine à sucre.

L'usine à sucre

L'usine à sucre fonctionne dans le muscle même. Bien qu'un peu plus lente que l'usine ATP-CP, l'usine à sucre est capable de produire de l'ATP très rapidement. Pour fabriquer l'ATP, cette usine utilise le sucre comme matériau, d'où son nom usine à sucre. Le sucre est déjà emmagasiné dans le muscle sous la forme de granules de glycogène. Mais si les besoins en énergie l'exigent, l'usine à sucre peut importer son sucre s'il n'y en a pas assez dans le muscle. Le fournisseur de ce sucre additionnel est le foie. Le transport du sucre supplémentaire partant du foie et allant vers le muscle au travail est assuré par la circulation du sang à travers les artères, les artérioles et les capillaires.

Ainsi, le sucre sera transformé en ATP, mais cette transformation coûtera cher à l'organisme. La production d'ATP à partir du sucre occasionne la production d'acide lactique, substance associée à la fatigue musculaire. Il en est ainsi parce que l'usine à sucre peut fonctionner sans oxygène (O_2).

Lors d'un effort musculaire intense, la circulation du sang est entravée à cause des fortes pressions exercées par le tissu musculaire sur les vaisseaux sanguins. Lorsque l'effort est modéré ou peu intense, le sang circule alors plus librement dans le muscle qui reçoit, dans ces conditions, l'oxygène indispensable à la vie cellulaire (fig. 6). Or, lorsque l'influx nerveux commande à l'usine à sucre de se mettre en branle, c'est que l'effort est intense, qu'il n'y a pas assez d'oxygène de disponible pour former de l'ATP et que l'usine ATP-CP est à bout de souffle. L'usine à sucre permet ainsi

23

au muscle d'accomplir un travail intense plus longtemps que ne l'aurait permis l'usine ATP-CP. En contrepartie, la production puis l'accumulation d'acide lactique (à cause du déficit en oxygène) va irréversiblement ralentir, sinon faire cesser le travail musculaire. Bien qu'il n'ait pas encore été scientifiquement démontré que l'acide lactique soit le seul facteur limitant le travail musculaire exécuté dans des conditions anaérobies (sans la présence de l'oxygène), il semble que cette substance joue un rôle important face à l'intense fatigue que l'on peut ressentir lors d'un tel travail.

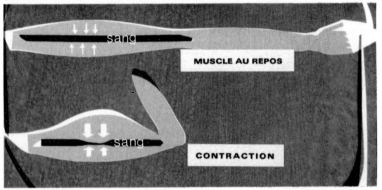

FIG. 6   La compression musculaire: effet sur le libre passage du sang.

Courir rapidement pendant quelque 60 secondes, boxer durant une ronde de 3 minutes, pratiquer le patinage de vitesse, monter en vitesse sept à huit escaliers, faire des redressements de tronc pendant 60 secondes, etc... tous ces gestes font appel à l'usine à sucre pour fournir l'ATP requis lors du travail musculaire. Avec toutes ces usines et ces secondes, nous ne voudrions pas vous laisser croire que le corps n'est qu'une suite d'usines programmées par un super-ordinateur qui ne pense qu'en terme de minutes et de secondes. Au contraire, cette comparaison du travail musculaire avec une usine n'existe que pour simplifier toute la complexité des divers systèmes qui assurent la synthèse et la «re-synthèse» de l'ATP. Retenons pour l'essentiel que la séparation que nous avons mise entre l'usine ATP - CP et l'usine à sucre est artificielle. Ainsi, deux usines peuvent fonctionner en même temps mais à des rythmes de production différents. Dans la réalité microscopique du muscle actif, la production de l'ATP est garantie par un continuum de sources énergétiques, c'est-à-dire par ordre d'utilisation: l'ATP de réserve, la CP, le sucre et les graisses. La figure 7 illustre le fonctionnement de l'usine à sucre.

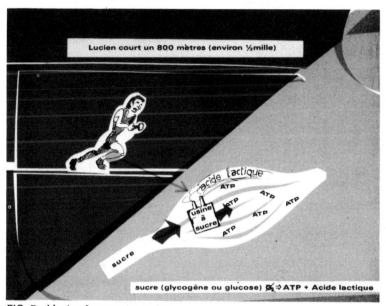

FIG. 7 L'usine à sucre en action.

En résumé, l'usine à sucre assure la relève de l'usine ATP - CP lors d'efforts intenses qui se prolongent au-delà de 30 secondes.

L'usine à sucre se sert exclusivement du sucre (glycogène) pour produire de nouvelles quantités d'ATP. Par contre, l'usine à sucre produit aussi de l'acide lactique. Il n'y a pas d'oxygène disponible pour dégrader ce résidu industriel en gaz carbonique et en eau; l'acide lactique s'accumule dans le muscle et favorise ainsi, semble-t-il, l'apparition de la fatigue musculaire.

L'effort intense ne pourra être soutenue efficacement que pour 2 ou 3 minutes. Signalons également que l'usine ATP - CP et l'usine à sucre fonctionnent sans la présence d'oxygène ou dans des conditions anaérobies (fig. 8).

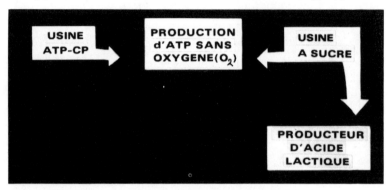

FIG. 8   Les conditions anaérobies (sans oxygène).

L'usine à oxygène (O_2) ou aérobie

La caractéristique première de l'usine aérobie est que cette usine utilise l'oxygène transporté dans le sang pour produire le réservoir rempli d'énergie, l'ATP. C'est là l'explication du nom donné à cette usine, c'est-à-dire aérobie, qui signifie en présence de l'oxygène. Si l'usine aérobie utilise de l'oxygène pour produire de l'ATP, ce n'est toutefois pas l'oxygène qui se transforme en ATP. En fait, l'ATP est fabriqué à partir de deux «ingrédients» de base: le sucre (glycogène) et la graisse (acides gras libres). Alors, quel est le rôle de l'oxygène? L'oxygène empêche la formation et l'accumulation d'acide lactique, car il dégrade en eau (H_2O) et en gaz carbonique (CO_2) les résidus provenant de la transformation des sucres et des graisses en ATP (fig. 9).

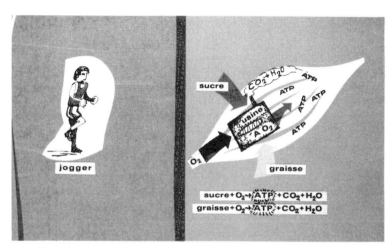

FIG. 9 L'usine à oxygène au travail.

Quand l'usine aérobie fonctionne-t-elle? Lors d'un effort d'intensité modérée et d'une durée d'au moins 3 minutes. Nous avons vu plus haut (voir usine à sucre) qu'un exercice musculaire intense pouvait entraver partiellement et même complètement la libre circulation du sang à travers le muscle actif. Or, l'oxygène est transporté vers les muscles via la circulation sanguine.

Si celle-ci est ralentie ou bloquée, l'oxygène dont le muscle actif a besoin ne peut être délivré, ce qui occasionne une «dette d'oxygène» (conditions anaérobies) et, si l'effort se prolonge avec la même intensité au-delà de 30 secondes, l'acide lactique commence à s'accumuler rapidement. Toutefois, si l'effort est d'une intensité modérée, c'est-à-dire qui n'entrave pas la circulation du sang à travers le muscle, l'oxygène peut se rendre jusqu'aux cellules des tissus musculaires et éviter ainsi l'accumulation d'acide lactique. Nous avons précisé que le bon fonctionnement de l'usine à oxygène est assuré lorsque l'effort est d'une durée d'au moins 3 minutes. Ce minimum de 3 minutes est nécessaire pour permettre au système qui capte et transporte l'oxygène (soit les poumons, le coeur et les artères) de s'ajuster face à la demande. Le système cardio-vasculaire prend en effet un certain temps avant d'atteindre un rythme de croisière (état de plateau ou d'équilibre) (fig. 10).

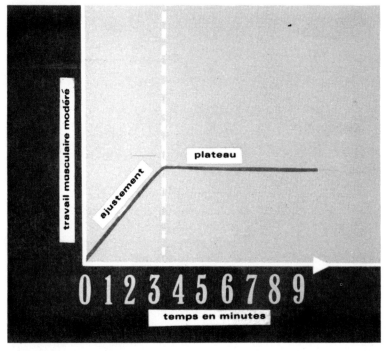

FIG. 10 Ajustement du système de transport de l'oxygène après 3 minutes d'un effort modéré.

Une fois le système de transport de l'oxygène (STO) ajusté à l'effort musculaire, l'usine aérobie peut produire alors des quantités considérables d'ATP pendant plusieurs minutes. On a qu'à penser au coureur de marathon qui coure sans arrêt durant quelque 2 heures (26.2 milles ou 41.9 kilomètres) pour imaginer les quantités fantastiques d'ATP produites par l'usine à oxygène. Le jogging, la marche, la bicyclette, le canotage sur un lac, la natation de longue distance, le ski de fond, etc., sont des exemples d'activités physiques faisant appel à l'usine à oxygène pour fournir l'énergie nécessaire aux muscles actifs. Signalons enfin que lors d'un effort prolongé (10 minutes et plus) la contribution des graisses pour former l'ATP est plus importante que celle des sucres.

Plus l'effort sera prolongé, plus l'utilisation des graisses sera prédominante (fig. 11). Nous verrons dans un prochain

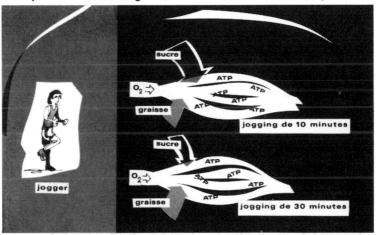

FIG. 11   Contribution relative des sucres et des graisses lors du jogging.

chapitre que les personnes en bonne condition physique comparativement aux personnes non entraînées utilisent d'avantage les graisses que les sucres pour un même travail musculaire.

En résumé, l'usine à oxygène fonctionne seulement en présence de l'oxygène et ne produit pas de déchets toxiques pour la cellule musculaire. Cette usine se sert du sucre et de la graisse pour fabriquer l'ATP. Plus l'effort sera prolongé, plus la participation des graisses pour fabriquer l'ATP sera prépondérante.

TABLEAU 1
LES SOURCES D'ÉNERGIES

Type d'effort	Durée	Type d'usine	Avantages	Inconvénients	Exemples
1—Très intense et très bref	Moins de 30 secondes	ATP - CP (vitesse+force)	ATP • disponible immédiatement	Réserves d'ATP et de CP rapidement épuisées / Sensation légère de fatigue musculaire / Diminution rapide de la performance	Courir après son autobus / Haltérophilie / Départ de vitesse / Monter rapidement un escalier / Sprint de 100 mètres / Nager 100 mètres, etc.
2—Intense et de courte durée	Entre 30 et 90 secondes	ATP-CP + usine à sucre (endurance anaérobie)	ATP fournit rapide-ment l'énergie nécessaire	Grosse production d'acide lactique / Dette importante d'oxygène / Apparition précoce de la fatigue musculaire	Courir un 400 mètres / Hockey / Tennis / Soccer, etc.
3—Intense et prolongé	Entre 90 secondes et 3 minutes	Usine à sucre + usine à oxygène (endurance aérobie + endurance ana-érobie: 50%-50%)	ATP fournit rapide-ment et en grande quantité l'énergie nécessaire	Production d'acide lactique / ATP fournit plus len-tement qu'en 1 et 2 / Dette d'oxygène / Fatigue musculaire importante	Courir 800 mètres / Hockey / Soccer / Randonnée d'un mille en bicyclette, etc.
4—Intensité modérée et effort pro-longé	Plus de 3 minutes	Usine à oxygène (endurance aérobie)	ATP fournit en très grande quantité / Pas de déchets «industriels» / C'est une usine PROPRE	Produit beaucoup d'ATP en autant que l'effort soit modéré / Système lent à s'ajuster au départ	Jogging / Cyclisme de randonnée / Ski de fond et de randonnée / Marathon de nage, etc.

• ATP est associé à production d'énergie.

Adaptation de Fox et Mathews, *Interval-Training*, 1974.

Une crise de l'énergie aérobie

Des trois usines qui assurent la production de l'ATP nécessaire à l'activité cellulaire du muscle, l'usine à oxygène demeure la plus importante. * Sans cette usine il devient impossible d'exécuter un travail musculaire prolongé, impossible également de dégrader l'acide lactique produit en grande partie par l'usine à sucre. En un mot, l'usine à oxygène est intimement associée à la vie de la cellule. Sans l'oxygène c'est l'asphyxie, puis la mort. Nous allons voir tout au long de cet ouvrage que l'usine à oxygène est grandement affectée par le mode de vie des sociétés fortement industrialisées. La preuve en est que le «tueur numéro 1» en Amérique du Nord et dans plusieurs pays européens est la maladie du coeur ou plus précisément la maladie coronarienne. Cette maladie s'apparente à une obstruction partielle ou totale d'une ou de plusieurs des artères qui encerclent le coeur (les coronaires) et qui ont pour fonction d'apporter l'oxygène nécessaire au travail cardiaque. C'est donc dire que le système de transport de l'oxygène depuis les alvéoles pulmonaires jusqu'au coeur doit être adéquat et efficace. Une mauvaise oxygénation du coeur peut être fatale (crise cardiaque), car le coeur est un muscle essentiellement aérobie, c'est-à-dire qu'il ne peut pas travailler sans oxygène.

L'organisme de l'homme moderne souffre d'une crise de l'énergie aérobie parce que le STO est paresseux et sous-

---

* «L'apport d'énergie par la voie anaérobie est faible par rapport à celui de la voie aérobie. Le glucose, par exemple, peut fournir en présence d'O_2 presque 20 fois plus d'énergie par molécule-gramme que dans les conditions anaérobies. Il est donc évident que l'O_2 constitue la clé donnant accès aux grands stocks d'énergie des cellules vivantes, c'est donc finalement la quantité d'O_2 dont peuvent disposer les cellules musculaires au travail qui détermine l'aptitude au travail musculaire prolongé.» (Astrand et Rodahl, *Manuel de physiologie de l'exercice musculaire,* Masson et Cie, Paris, 1973, p. 17.)

entraîné. Le muscle est mal oxygéné. Ceci se traduit par une diminution de la capacité d'adaptation du corps face à une situation d'urgence, c'est-à-dire une situation qui exige entre autres un gros effort musculaire. Nous verrons plus loin qu'un bon programme de conditionnement physique peut améliorer le rendement de l'usine aérobie et garantir ainsi une meilleure oxygénation des cellules de l'organisme.

Résumé

Nous venons de voir que:

1) tout travail musculaire requiert de l'énergie;

2) cette énergie est disponible sous la forme d'ATP (les réserves d'énergie);

3) la production continue d'ATP est assurée par trois usines:
   a) l'usine ATP-CP
   b) l'usine à sucre   } ces 3 usines forment un
   c) l'usine à oxygène (O_2)   continuum d'énergie;

4) l'usine ATP - CP peut produire de l'ATP à un rythme effarant. Mais c'est une usine qui s'essouffle très vite, les réserves d'ATP et de CP étant très limitées;

5) l'usine à sucre produit de l'ATP en grande quantité et rapidement. Mais l'utilisation du sucre pour fabriquer l'ATP est cause de «pollution cellulaire». Cet agent «polluant» est l'acide lactique. Une accumulation excessive de ce résidu industriel est associée semble-t-il à la fatigue musculaire;

6) l'usine à oxygène se caractérise par une production lente, mais à long terme d'ATP. En principe, cette usine peut produire de l'ATP indéfiniment en autant que le travail musculaire n'occasionne pas une dette d'oxygène. Les ingrédients utilisés par cette usine sont le sucre et la graisse;

7) l'usine la plus importante pour la santé physique est l'usine à oxygène.

Chapitre 2

Caractéristiques et évaluation de la condition physique

Une notion vague et élastique

Etre en condition physique! Voilà bien une expression à la mode par les temps qui courent. Si on demandait aux individus qui utilisent abondamment cette expression de la définir, nous aurions des réponses surprenantes et beaucoup d'hésitations gênantes. Certains diraient «être en condition physique, c'est se sentir bien dans sa peau!» Pour d'autres, ce serait «être en forme», «avoir un bon coeur», «ne pas être gros», etc. En fait, la notion de condition physique, tellement galvaudée depuis quelques années, est devenue une notion au sens vague et plutôt élastique. Ainsi, on associe souvent condition physique et grosseur des muscles. Pourtant, votre voisin Antoine peut être tout en muscles et souffrir d'hypertension artérielle, s'épuiser rapidement ou encore avoir une pompe cardiaque médiocre. On dira aussi de Jean, le gai luron, qu'il doit être en forme pour être capable de nous faire tant rire. Chaque année, pourtant, beaucoup de gais lurons au gros ventre sont victimes de défaillance du coeur. Et que penser de cette svelte Linda qui n'a pas une once de graisse, qui mange à sa guise et qui ne pratique pas de sports? Mais l'autre jour, Linda a été incapable de monter d'un trait les escaliers de quatre étages. A mi-chemin, elle a dû s'arrêter, à bout de souffle.

L'emploi abusif d'expressions à la mode aboutit souvent à une multiplication de définitions, ce qui n'aide pas à clarifier les choses.

Définition de la condition physique

Avant de définir le terme condition physique, il importe de distinguer les termes santé et condition physique.

La santé est l'état de non-maladie, c'est-à-dire que l'ensemble des organes, structures et systèmes qui composent l'organisme humain fonctionnent normalement.

Sans donner une définition claire et précise, précisons pour l'instant que la condition physique tend vers un fonctionnement optimal de l'organisme, autrement dit un état qui est beaucoup plus que l'état de non-maladie.

Vous pouvez être en bonne santé, c'est-à-dire ne souffrir d'aucune maladie, mais ne pas être nécessairement en bonne condition physique. Qu'est-ce donc en termes clairs et précis que la condition physique? Plusieurs auteurs ont proposé une définition de la condition physique. Les uns parlent de «bien-être physique», d'autres «de vigueur physique à un moment donné», ou encore associent la condition physique à la qualité du système de transport de l'oxygène ou bien à la performance sportive. Mais la plupart de ces définitions manquent de précision ou bien sont trop restrictives. En juillet 1971, le *«President's Council on Physical Fitness and Sports»* présentait dans le premier numéro de *«Physical Fitness Research Digest»* une définition de la condition physique qui cadre à merveille avec l'aspect utilitaire que devrait avoir la condition physique dans le contexte d'une société hautement industrialisée et automatisée. Voici cette définition que nous vous proposons:

«La condition physique est définie comme la capacité à accomplir les tâches quotidiennes avec vigueur et promptitude, sans fatigue excessive et avec suffisamment d'énergie en réserve pour jouir pleinement du temps consacré aux loisirs et rencontrer les situations d'urgence».

Maintenant que nous pouvons définir la condition physique, nous allons étudier les caractéristiques apparentées à la condition physique et les modes d'évaluation de la condition physique.

Caractéristiques de la condition physique

La définition que nous venons de voir ne nous informe guère sur les caractéristiques à considérer lorsque l'on désire évaluer la condition physique. Sur quoi se base-t-on pour affirmer qu'une personne est en bonne ou mauvaise condition physique? C'est ce que nous allons essayer de déterminer.

Nous avons retenu la liste des facteurs déterminants de la condition physique proposée par C. Bouchard et Coll. dans leur dernier ouvrage, *«La condition physique et le bien-être»*. Le tableau 1 présente ces facteurs déterminants. Nous avons toutefois ajouté à cette liste un septième facteur: l'endurance anaérobie.

TABLEAU 1

FACTEURS DÉTERMINANTS DE LA CONDITION PHYSIQUE

1—Tandem hérédité-milieu	Caractéristique invariable
2—L'endurance aérobie 3—La force et l'endurance musculaires 4—Le pourcentage de graisse 5—La posture 6—La capacité de se relâcher 7—L'endurance anaérobie	Caractéristiques variables

Tandem hérédité-milieu

Avant toute autre considération, l'hérédité est le point de départ de bien des malheurs ou de bien des bonheurs dans la vie d'une personne. Il est indiscutable qu'il existe une grande variabilité entre les individus, même pour des individus provenant d'un milieu identique. Il nous faut bien l'admettre, l'hérédité est la grande responsable de l'inégalité biologique qui existe, à la base, entre les individus. Un tel viendra au monde prédisposé à souffrir du diabète, un tel autre naîtra en pleine santé, tandis qu'au même instant un autre viendra au monde borgne et chétif. C'est un lieu commun, les hommes ne naissent pas tous égaux; l'hérédité, à bien des égards, est sans nul doute la première maîtresse de notre destin.

L'importance de l'hérédité en tant que caractéristique de la condition physique est évidente. C'est pour cela que tout le monde ne peut pas devenir champion dans des disciplines telles que le ski de fond, la nage de longue distance, la course du marathon, le hockey sur glace, etc. ... Pour chacune de ces disciplines, il faut le physique de l'emploi. Et là encore, l'hérédité joue un rôle majeur. Si l'hérédité demeure une caractéristique importante de la condition physique d'un individu, le milieu n'en est pas moins important.

Le milieu peut être défini comme tout ce qui entoure et imprègne l'homme qui croît. Il semble justifier de croire qu'après l'hérédité le milieu est le facteur qui influence le plus l'allure et la direction que prend la vie d'un individu. L'enfant qui, à la naissance, est parfaitement sain et normal mais qui grandit dans un milieu défavorable (mauvaise alimentation, enfant témoin de la mésentente père-mère, etc...) risque fort de ne jamais développer tous les potentiels attribués par l'hérédité.

En définitive, l'hérédité et le milieu forment un tout indissociable qui influence grandement les différents aspects de la nature humaine. Quant à savoir lequel de l'hérédité ou du milieu détermine le plus la destinée d'un individu, c'est là une question que les philosophes, les sociologues, les psychologues et autres spécialistes débattent depuis des siècles sans être parvenus à un consensus clair et précis. Il y a encore dans la nature humaine beaucoup de mystères.

En conclusion, il apparaît justifié de considérer le tandem hérédité-milieu comme la première caractéristique déterminante de la condition physique d'un individu. Si, par hérédité, vous êtes une personne à la santé fragile et que vous avez vécu dans un milieu ne favorisant pas l'amélioration de votre état de santé, il y a beaucoup à parier que le niveau de votre condition physique demeurera plutôt bas. Il y a des vérités en ce bas monde qu'il faut constater et surtout admettre.

Endurance aérobie

L'endurance aérobie * est la caractéristique la plus importante de la condition physique après le tandem hérédité-milieu. Lorsqu'on parle d'endurance aérobie, on fait allusion à la qualité et à l'efficacité du système qui transporte l'oxygène (O_2) à travers l'organisme, c'est-à-dire le système cardio-circulo-respiratoire. Ce système englobe deux grandes fonctions physiologiques: la respiration pulmonaire (les poumons) et la circulation du sang (le coeur et les vaisseaux sanguins). C'est par l'intermédiaire de la respiration et de la circulation du sang que l'oxygène indispensable à la vie est véhiculé depuis les poumons jusqu'aux cellules (fig. 1).

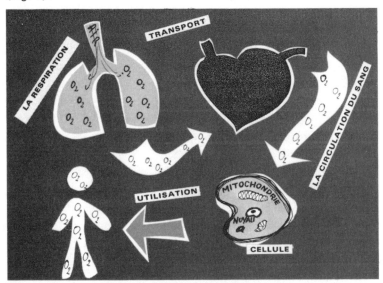

FIG. 1   Illustration du système de transport de l'oxygène.

---

* Endurance cardio-respiratoire, endurance organique, endurance cardio-vasculaire sont toutes des expressions synonymes d'endurance aérobie.

Plus le transport de l'oxygène est efficace, meilleure est l'oxygénation des cellules, ce qui améliore la capacité de travail du corps humain.

On peut définir l'endurance aérobie ainsi:

L'endurance aérobie est cette qualité organique qui permet à un individu de poursuivre le plus long-temps possible un effort musculaire relativement généralisé (grandes masses musculaires en action) d'intensité modérée.

L'endurance aérobie est associée à la capacité de pro-duire de l'énergie aérobie (voir usine à oxygène, chap. 1). Plus cette capacité est élevée, plus le niveau d'endurance aérobie est élevée. Les coureurs de marathon (dont la dis-tance est de 26.2 milles ou 41.9 kilomètres) sont des indivi-dus qui reflètent un niveau très élevé d'endurance aérobie, car ils peuvent courir pendant plus de 120 minutes à environ 70 à 85% de leur capacité maximale de travail sans se créer une forte dette d'oxygène.

Force et endurance musculaires

Il existe deux types généraux de contractions musculai-res:

1) la contraction musculaire statique ou isométrique,
2) la contraction musculaire rythmique ou dynamique.

La figure 2 illustre ces deux types de contractions.

On peut définir la force musculaire ainsi:

La force musculaire est la capacité de développer de la tension lors d'une contraction musculaire sta-tique ou dynamique.

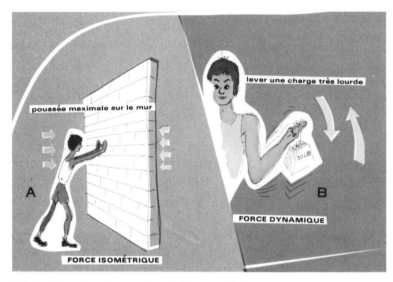

FIG. 2 Exemples de travail en force musculaire.

L'exemple A de la figure 2 montre un individu qui pousse de toutes ses forces sur un mur. Dans ce cas, on parle de force musculaire isométrique ou statique maximale. L'exemple B montre un individu qui parvient à soulever la charge la plus pesante qu'il ait jamais soulevée. Dans ce cas, on parle de force musculaire dynamique maximale. On pourra dire également d'une personne qu'elle démontre une force isométrique plus grande qu'une autre personne si elle exerce une poussée plus forte sur le mur. De même, une personne qui soulève une charge plus lourde qu'une autre personne démontre une force dynamique plus grande. Il arrive aussi que deux personnes ayant des caractéristiques musculaires identiques (grosseur des muscles) aient des résultats fort différents lors d'un test musculaire. Ceci s'explique par le fait que la force musculaire est en relation directe avec 1) la grosseur du muscle (section transversale) et 2) le contrôle musculaire (qualité de la réponse nerveuse) (fig. 3).

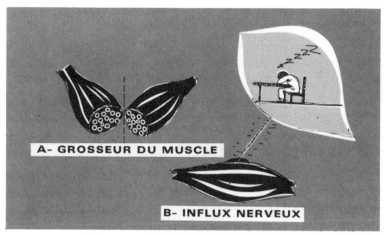

FIG. 3 Déterminants de la force musculaire.

Des activités telles que la lutte olympique, l'haltérophilie, le lancer du poids, le lancer du javelot, le hockey (mise en échec, travail dans les coins, lancer frappé), la gymnastique, etc. sont autant d'exemples d'activités physiques qui exigent un bon degré de force musculaire.

L'endurance musculaire peut être statique ou dynamique. Elle se définit ainsi:

> L'endurance musculaire est cette capacité de fournir le plus longtemps possible un effort musculaire localisé.

Exercer le plus longtemps possible une poussée maximale sur un mur fait appel à l'endurance musculaire statique ou isométrique (fig. 4A). Soulever une charge de poids moyen plusieurs fois représente un type de travail qui exige de l'endurance musculaire dynamique (fig. 4B).

L'endurance musculaire dynamique est en étroite relation avec la qualité de l'irrigation sanguine du muscle. Autrement dit, un travail musculaire en force met en branle l'usine ATP-

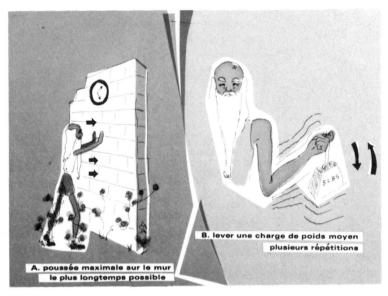

A. poussée maximale sur le mur le plus longtemps possible

B. lever une charge de poids moyen plusieurs répétitions

FIG. 4 Exemples de travail en endurance musculaire.

CP et un peu l'usine à sucre, tandis qu'un travail musculaire en endurance fait surtout appel à l'usine à oxygène (voir chap. 1).

Dans les pays superindustrialisés, la force et l'endurance musculaires sont de moins en moins indispensables pour travailler; presque tout est automatisé. Néanmoins, les loisirs deviennent de plus en plus importants. Beaucoup de gens s'adonnent à la pratique d'un sport pour compenser l'immobilité physique qui caractérise leur travail quotidien. Que ce soit la pratique du golf, du tennis, de la bicyclette, de la voile, du ski de fond, il est bon de pouvoir compter sur un minimum de vigueur musculaire pour obtenir quelques succès dans la pratique de ces activités sportives. Il y a aussi les situations d'urgence telles les incendies, les inondations, les tempêtes de neige, où il peut être essentiel de compter sur un bon niveau de force et d'endurance musculaires pour se dépanner et pour dépanner les autres. Signalons enfin l'importance d'avoir des abdominaux et des dorsaux fermes afin d'assurer un maintien efficace et adéquat de la colonne vertébrale et de là, prévenir les troubles posturaux.

Pourcentage de graisse

Le poids corporel est constitué d'eau, de protéines, de minéraux et de graisse. Pour des considérations pratiques, on parle désormais du poids corporel en terme de 'masse maigre et de masse grasse.

La masse maigre (m.m.) représente le poids du corps en excluant la masse grasse.

La masse grasse (m.g.) représente la quantité totale de graisse dans l'organisme.

Le pourcentage de graisse (% gr.) représente la quantité de graisse contenue dans le corps et exprimée en % du poids corporel total.

Gertrude pèse 130 livres. Son pourcentage de graisse, tel que calculé, est de 20%, soit 26 livres de graisse (130 livres x 20% = 26 livres). Plus le pourcentage de graisse s'élève, plus l'individu devient obèse, ce qui est loin d'être une promotion (fig. 5). La personne obèse risque plus qu'une autre de souffrir de troubles cardiaques et circula-toires, de troubles du métabolisme (diabète), d'une chute des organes internes (ptose abdominale) et de troubles pos-turaux (lordose, cypho-lordose, etc.). Le pourcentage de graisse est une caractéristique importante du niveau de con-dition physique d'un individu. Nous verrons plus loin com-ment on détermine le pourcentage de graisse.

Posture

La posture est un facteur dont on ne soupçonne pas tou-jours l'importance dans le maintien d'une bonne condition

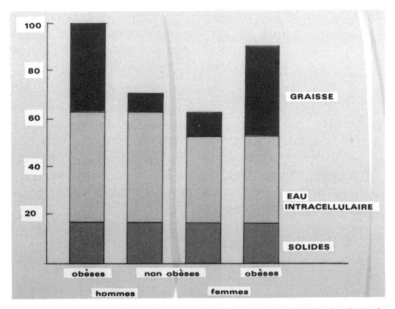

FIG. 5 Composition du poids corporel. Adaptation de *Textbook of Work Physiology*, par P.O. Astrand et K. Rodahl, Copyright 1970, reproduit avec la permission de McGraw-Hill Book Co.

physique. Qu'il suffise de mentionner qu'une bonne posture facilite l'exécution de mouvements en les rendant plus efficaces et diminue ainsi les risques de blessures au niveau des articulations et des muscles lors d'un effort physique. Qu'est-ce donc que la posture?

La posture est la disposition des différents segments du corps humain: tête-cou, tronc, bassin, cuisses, jambes et chevilles-pieds.

Une bonne posture signifie le maintien et l'alignement harmonieux de tous les segments corporels avec un minimum de stress et un maximum d'économie au niveau des articulations (fig. 6).

Un des maux les plus fréquents associés à une mauvaise posture est la douleur dans le bas du dos, causée bien souvent par un tassement des vertèbres vers l'avant (fig. 6 et 7). Des auteurs ont même classifié ce mal de dos comme

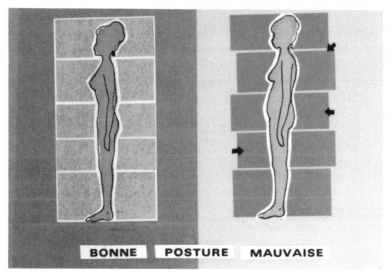

BONNE POSTURE MAUVAISE

FIG. 6 Illustration d'une bonne et d'une mauvaise posture.
FIG. 7 Douleur dans le bas du dos causée par une forte bascule du bassin.

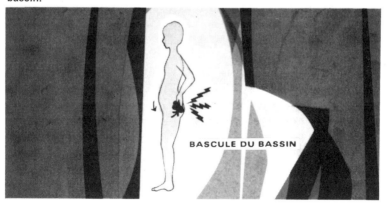

BASCULE DU BASSIN

étant une maladie hypokinétique, c'est-à-dire une maladie dont la cause principale est l'inactivité physique.

L'affaissement des muscles du ventre et une accumulation excessive de graisse à ce niveau ne sont pas étrangers à ce «mal du bas du dos» (fig. 7). A l'exception des troubles posturaux d'origine congénitale ou résultant d'accidents graves, l'exercice physique est un moyen extrêmement efficace pour maintenir et/ou corriger la posture. Citons à ce sujet l'opinion d'un comité international pour la standardisation des tests d'évaluation physique et réunissant des spécialistes de plusieurs pays.

«Le moyen le plus efficace pour développer une posture correcte est l'activité musculaire, laquelle améliore la vigueur musculaire et la flexibilité articulaire. En retour, une posture correcte peut aider les organes internes à fonctionner plus efficacement, peut réduire les douleurs de la menstruation, peut faciliter l'accouchement. Une posture correcte peut aider à améliorer l'endurance, réduire la fatigue, développer la coordination, l'équilibre et la mobilité du corps. En améliorant le tonus des muscles des bras, des épaules, du ventre et de la partie haute du tronc, une posture correcte peut aider à prévenir l'apparition du double menton, du gros ventre et des épaules en saillies. En plus de sa fonction préventive, le rétablissement d'une bonne posture, combiné avec des exercices spécifiques, peut diminuer la douleur du bas du dos causée par des abdominaux faibles et peut aussi soulager les pieds fragiles et douloureux en contribuant à la correction de leur difformité.» (1)

(1) Larson-Michelman, *International Guide to Fitness and Health*, 1972, p. 5.

Capacité de se relâcher

«Dans le langage de tous les jours, lorsqu'on dit de quelqu'un qu'«il fait du stress», cela signifie qu'il subit un stress ou une détresse excessive, tout comme le fait de dire «il fait de la température» souligne une température anormalement élevée, c'est-à-dire de la fièvre. Or, une quelconque production de chaleur est essentielle à la vie.» (2)

Le stress est nécessaire à la vie; c'est l'excès de stress ou la «détresse» qui est nuisible. La vie moderne crée facilement des situations tendues où, à cause de notre code social, il n'est pas toujours possible de RÉAGIR face à ces situations. Alors, on accumule de la tension nerveuse et on devient une personne nerveuse avec tout ce que ça implique: irritation, perte de sommeil, troubles digestifs, apparitions d'ulcères d'estomac, difficulté à se relâcher et à oublier ses soucis, etc.

A cause des conséquences néfastes du stress sur la santé, on doit apprendre à se relâcher et à se détendre. Parmi les moyens mis à notre disposition, il y a l'activité physique. C'est une méthode naturelle et qui ne coûte pas cher; il suffit d'un peu de volonté.

Endurance anaérobie

On peut définir l'endurance anaérobie de la façon suivante:

L'endurance anaérobie est la capacité de supporter le plus longtemps possible un effort intense ou très intense. Autrement dit c'est la capacité de travailler longtemps dans des conditions anaérobies (en dette d'oxygène).

---

(2) Hans Selye, *Stress sans détresse*, 1974, p. 34.

L'énergie fournie lorsqu'un individu travaille en endurance anaérobie (ou résistance) provient des réserves d'ATP, de CP et du sucre qui se transforme en ATP (voir chapitre 1). Cette caractéristique de la condition physique n'est pas la plus importante. Améliorer son endurance aérobie, contrôler son pourcentage de graisse et apprendre à se relâcher représentent des objectifs prioritaires à atteindre lorsqu'on désire améliorer sa condition physique. Il faut tout de même savoir qu'il y a dans la vie de tous les jours des situations qui peuvent nous obliger à travailler en endurance anaérobie: pelleter de la neige humide, pousser avec force sur une voiture enlisée, courir après son autobus, jouer au tennis ou au hockey, aider un ami à déménager (c'est pas toujours drôle de monter le réfrigérateur au 3e étage, mais ça vaut pas un piano!), etc. Ce sont là des situations qui demandent une bonne capacité anaérobie. Et que dire des situations d'urgence comme un incendie, une noyade, une chasse à l'homme (que vous soyez le gangster ou le policier...) qui, en plus de créer un climat tendu et parfois angoissant, exigent dans bien des cas un travail musculaire intense et même très intense. Pour toutes ces raisons, nous suggérons que l'endurance anaérobie fasse partie des caractéristiques déterminantes de la condition physique. Néanmoins, il serait insensé de vouloir améliorer son endurance anaérobie sans, au préalable, s'être occupé de son endurance aérobie. Nous allons d'ailleurs aborder dans le chapitre 4 la question du contenu d'un bon programme de conditionnement physique général pour les adultes. Retenons pour l'instant que l'amélioration de l'endurance aérobie, le contrôle du pourcentage de graisse et la capacité de se relâcher sont des objectifs prioritaires à l'amélioration de l'endurance anaérobie. Il importe de préciser que l'amélioration de l'endurance anaérobie suppose un travail physique intense. On ne saurait recommander un tel type d'entraînement pour des personnes âgées et en mauvaise condition physique. Pour ces personnes, l'entraînement de leur capacité aérobie (endurance aérobie) est prioritaire et devrait constituer la première étape de leur programme de conditionnement physique.

Evaluation de la condition physique

Nous avons énuméré et sommairement décrit les principales caractéristiques de la condition physique. Comment maintenant évalue-t-on ces différentes caractéristiques? Qu'est-ce qui permet d'affirmer que Paul est plus fort que Jean, que Marguerite est moins grasse que Johanne, que Georges a plus d'endurance aérobie que Raymond? Ce sont les tests d'évaluation physique (TEP) qui peuvent distinguer le degré de force entre Paul et Jean, le pourcentage de graisse entre Marguerite et Johanne et le niveau d'endurance aérobie entre Raymond et Georges.

Il existe deux catégories de TEP: la première comprend les TEP de laboratoire et la deuxième, les TEP maison. Les TEP de laboratoire sont très précis, très standardisés, mais requièrent l'utilisation d'un matériel coûteux et encombrant de même que la présence d'un personnel compétent et entraîné. C'est l'approche idéale pour faire de la recherche scientifique, mais il est irréaliste de vouloir utiliser les TEP de laboratoire au niveau des cours de conditionnement physique populaire. On n'en finirait plus et ça coûterait une petite fortune! Pour remédier à cette situation, plusieurs chercheurs ont mis au point des tests que l'on peut utiliser en dehors d'un laboratoire spécialisé et coûteux. Ce sont les TEP maison. Cette approche est certes moins précise, moins rigoureuse, moins standardisée que celle du laboratoire de recherche, mais elle n'en demeure pas moins une approche très valable pour l'évaluation des forces et faiblesses d'un individu quant à sa condition physique. Nous vous proposons donc une petite batterie de tests maison susceptible de vous faire découvrir certains aspects de votre condition physique. Le tableau 2 présente ces tests maison ainsi que les caractéristiques de la condition physique qui sont évaluées. Vous remarquerez que la force musculaire et l'endurance anaérobie ne sont pas incluses dans la bat-

---

TABLEAU 2
TESTS MAISON

Tests	Caractéristiques évaluées
1 — Test de 12 minutes	Endurance aérobie
2 — Nombre de redressements assis en 30 secondes	Endurance musculaire des muscles de l'abdomen
3 — Test de la pincée et du miroir	Pourcentage de graisse

---

terie de tests. L'évaluation de ces deux caractéristiques de la condition physique fait appel à des épreuves d'effort intense. Il serait malsain de proposer à tout venant de passer ces épreuves sans qu'il ait eu au préalable l'approbation d'un médecin. Pour ce qui concerne l'évaluation de l'influence du tandem hérédité-milieu sur la condition physique, il n'existe pas de test permettant de quantifier cette influence. C'est un domaine qui reste à explorer.

Le test de 12 minutes

Le test est fort simple. Il s'agit de courir et/ou de marcher pendant 12 minutes et de calculer la distance parcourue. Les tableaux 3 et 4 présentent les normes du test pour les hommes et les femmes. Il est recommandé de passer le test 2 fois dans la même semaine afin de minimiser l'influence de facteurs extérieurs (température, disposition mentale et physique, mauvaise répartition des efforts lors du premier essai, etc.).

Cela fait beaucoup de chiffres et de décimales; aussi prenons l'exemple de Carole B., 28 ans, qui passe le test. Elle calcule la distance parcourue au quart de mille (0.25). Au total, Carole B. a parcouru 1¼ mille (1.25 mille ou 2.01 km) en 12 minutes. En se référant au tableau 4, sous la colonne des moins de 30 ans, Carole B. constate qu'elle se classe dans la catégorie MOYENNE (1.15 - 1.34).

TABLEAU 3

NORMES POUR LE TEST DE 12 MINUTES (HOMMES)

Condition physique	Groupe d'âge (années)			
	Moins de 30	30-39	40-49	50 et plus
TRÈS PAUVRE	moins de 1.0 mille (1.61)*	moins de 0.95 mille (1.52)	moins de 0.85 mille (1.36)	moins de 0.80 mille (1.28)
PAUVRE	1.0 -1.24 (1.61-2.0)	0.95-1.14 (1.52-1.83)	0.85-1.04 (1.36-1.67)	0.80-0.99 (1.28-1.59)
MOYENNE	1.25-1.49 (2.01-2.39)	1.15-1.39 (1.85-2.23)	1.05-1.29 (1.69-2.07)	1.0 -1.24 (1.61-2.0)
BONNE	1.50-1.74 (2.41-2.80)	1.40-1.64 (2.25-2.64)	1.30-1.54 (2.09-2.47)	1.25-1.49 (2.01-2.39
EXCELLENTE	Plus de 1.74 (2.80)	Plus de 1.64 (2.64)	Plus de 1.54 (2.47)	Plus de 1.49 (2.39)

Tiré de K.H. Cooper, *The New Aerobics*, 1974.

* Les chiffres entre parenthèses expriment des kilomètres.

TABLEAU 4

NORMES POUR LE TEST DE 12 MINUTES (FEMMES)

Groupe d'âge (années)

Condition physique	Moins de 30	30-39	40-49	50 et plus
TRÈS PAUVRE	moins de 0.95 mille (1.52)*	moins de 0.85 mille (1.36)	moins de 0.75 mille (1.20)	moins de 0.65 mille (1.04)
PAUVRE	0.95-1.14 (1.52-1.83)	0.85-1.04 (1.36-1.67)	0.75-0.94 (1.20-1.51)	0.65-0.84 (1.04-1.35)
MOYENNE	1.15-1.34 (1.85-2.23)	1.05-1.24 (1.69-2.0)	0.95-1.14 (1.52-1.83)	0.85-1.04 (1.36-1.67)
BONNE	1.35-1.64 (2.25-2.64)	1.25-1.54 (2.01-2.47)	1.15-1.44 (1.85-2.31)	1.05-1.34 (1.69-2.23)
EXCELLENTE	Plus de 1.64 (2.64)	Plus de 1.54 (2.47)	Plus de 1.44 (2.31)	Plus de 1.34 (2.23)

Tiré de K. H. Cooper, *The New Aerobics*, 1970.
* Les chiffres entre parenthèses expriment des kilomètres.

Règles à suivre AVANT de passer le test

— Ne pas avoir mangé depuis au moins 2 heures.

— Ne pas avoir bu de boissons alcoolisées la journée du test.

— Eviter de fumer, boire du café ou du thé avant le test. (Ces stimulants augmentent le rythme du coeur et faussent donc les résultats.)

— Eviter de passer le test si vous n'êtes pas physiquement et psychiquement disposé à le faire.

— Enfin, rappelez-vous que *vous pouvez marcher* si vous en sentez le besoin.

NOTE On ne saurait recommander le test de 12 minutes à n'importe qui (surtout une personne de 35 ans et plus) sans qu'il ait eu, au préalable, l'assurance que son état de santé le lui permet (voir chap. 4).

Les redressements assis

Le but du test des redressements assis est d'évaluer l'endurance des muscles de l'abdomen (abdominaux). Le test consiste à exécuter le plus grand nombre de redressements assis pendant 30 secondes (fig. 8). Voici la description du redressement assis:

FIG. 8   Redressement assis exécuté avec l'aide d'un partenaire.

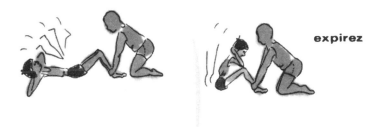

FIG. 9   Redressement assis exécuté avec les pieds sous un meuble.

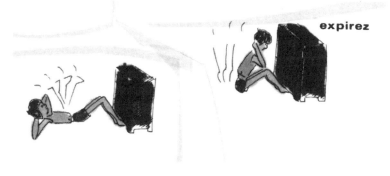

1. au départ, le sujet est couché sur le dos, les jambes fléchies et les mains jointes derrière la tête;
2. au signal, le sujet redresse le tronc et va toucher ses genoux avec les coudes, puis il s'étend sur le dos à nouveau. Cela fait un redressement;
3. le partenaire tient les mollets de l'exécutant afin que les jambes gardent le même angle;
4. c'est le partenaire qui compte;
5. l'exécutant doit EXPIRER en redressant le tronc et INSPIRER en abaissant le tronc.

Le test peut aussi se faire sans l'aide d'un partenaire. Il s'agit alors de se trouver un endroit où fixer les pieds et compter soi-même le nombre de redressements en 30 secondes (fig. 9). Le tableau 5 présente les normes pour ce test.

TABLEAU 5

NORMES POUR LE TEST DES REDRESSEMENTS ASSIS EN 30 SECONDES: HOMMES ET FEMMES

Cote (vigueur abdominale)	Nombre réussi / 30 secondes
EXCELLENT	30 et plus
BON	20 - 29
MOYEN	15 - 19
FAIBLE	5 - 14
TRÈS FAIBLE	4 et moins

Ces normes ont été établies d'après les résultats publiés par W.D. Van Huss et coll. dans *Physical Activity in Modern Living.* (Des normes pour la population canadienne-française seront bientôt établies.)

Pour les personnes très obèses ou qui ne peuvent même pas faire un seul redressement assis complet, nous proposons une variante de ce test. C'est un redressement assis identique à celui décrit antérieurement sauf que les mains sont laissées libres de chaque côté du corps (fig. 10).

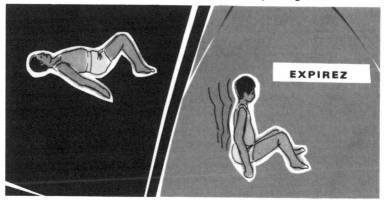

FIG. 10   Redressement assis avec les bras de chaque côté du corps.

Il faut dans ces conditions redresser le tronc afin qu'il forme un angle de 90° avec la ligne horizontale. Il n'existe pas de normes pour ce test.

Contre-indications

Toute personne souffrant d'hypertension artérielle et/ou de troubles cardiaques doit s'abstenir de faire ce test. Le redressement assis provoque une forte pression intra-abdominale qui compresse les veines, affectant ainsi le retour du sang vers le coeur. Toute personne souffrant d'hernie abdominale ou de rigidité dorsale (greffe, discoïdectomie, etc.) devrait également s'abstenir de faire ce test.

Le test du miroir et de la pincée

Le but de ce test est d'estimer le pourcentage de graisse d'un individu. Partant du principe qu'il n'y a pas de meilleur juge que soi-même (!), nous vous proposons le test suivant:

1. se mettre nu;
2. se placer devant un grand miroir (empruntez-en un si vous n'en avez pas, ça vaut le coup d'oeil!);
3. se regarder consciencieusement de la tête aux pieds sans détourner le regard là où vous aimeriez le faire;
4. une fois la stupeur disparue, prendre une pincée de peau au niveau du ventre, juste à côté du nombril ou encore au-dessus de la hanche. Vous avez là entre les doigts du tissu adipeux (fig. 11). Si l'épaisseur du pli est supérieur à 2 pouces (environ 5 cm), regardez-vous bien, vous êtes sans doute un bon candidat à l'obésité à moins que vous ne soyez déjà élu . . .

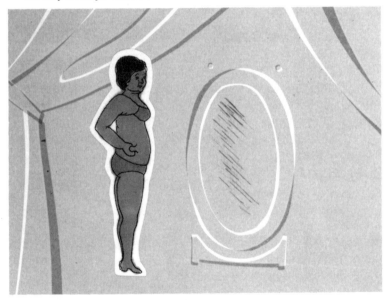

FIG. 11   Mesure du pli de la peau (test du miroir).

Contre-indication

Toute personne qui a du mal à voir la réalité en face devrait s'abstenir!

Chapitre 3

Pourquoi se mettre en forme

Plusieurs auteurs (entre autres le Dr Cooper dans son livre *Aerobic*) et presque tous les média d'information (presse, radio, télévision) ont signalé ces dernières années les avantages de se garder en forme. Il semble que les gens aient compris le message. Rien qu'à Montréal et en moins de trois ans, le nombre de personnes qui se sont inscrites à un club ou centre de conditionnement physique a presque triplé. Aux Etats-Unis, il existe même une association qui regroupe plus de 10,000 adeptes du jogging (National Jogging Association). La popularité croissante du conditionnement physique parmi la population fait dire à plusieurs qu'il s'agit là d'une mode. Si c'est vraiment devenu une mode que de se garder en forme, on peut dire que c'est certainement une mode très utile à la société. Nous allons voir tout au long de ce chapitre que la personne en bonne condition physique, parce que son organisme fonctionne au maximum, résiste mieux à la fatigue et à la maladie.

Quelques caractéristiques de la vie moderne

En moins d'un siècle, par l'intermédiaire d'une évolution technologique vertigineuse et sans précédent, il s'est opéré dans les pays fortement industrialisés des changements techniques, physiques et sociaux d'une telle ampleur que cela prend l'allure d'une véritable révolution industrielle (Alvin Toffler appelle cela le « choc du futur »).

L'aboutissement de tous ces bouleversements est une société hautement technicisée où, parmi d'autres aspects, l'effort physique est systématiquement mis au rancart et où, il faut bien l'admettre, la lutte pour bien vivre est devenue acerbe et trop stressante pour bien des gens. Le tableau 1 présente certains changements survenus dans le travail depuis 1900. On peut noter que la dépense énergétique quotidienne des travailleurs était, en moyenne, très élevée en 1900 alors qu'en 1975, la dépense d'énergie requise pour accomplir le même genre de travail est presque réduite de moitié. La figure 1 illustre la diminution du nombre d'heures de travail par rapport à l'augmentation des heures « libres ».

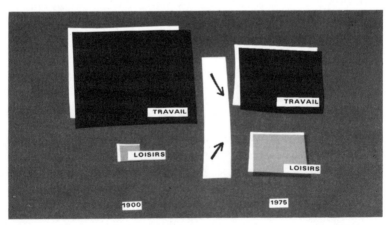

FIG. 1   Illustration de la diminution du temps de travail et de l'augmentation du temps de loisir de 1900 à 1970.

TABLEAU 1

QUELQUES CHANGEMENTS SURVENUS DANS LE TRAVAIL DEPUIS 1900 DANS LES PAYS INDUSTRIALISÉS

	1900	1975
NOMBRE D'HEURES DE TRAVAIL/SEMAINE	75 - 80 heures	Environ 35 - 40 heures (officiellement!)
NOMBRE DE JOURS DE CONGÉ/SEMAINE	1 journée et souvent aucune	En principe, au moins 2 jours
MÉCANISATION DU TRAVAIL	Répandue	Généralisée
AUTOMATISATION DU TRAVAIL	Presque inexistante	Très poussée
UTILISATION DE LA FORCE MUSCULAIRE POUR TRAVAILLER	Très répandue	En voie de disparition
DÉPENSE D'ÉNERGIE LORS DU TRAVAIL	Très élevée: 3500 - 5000 Kcal/jour*	Très faible: 2200 - 2800 Kcal/jour* en moyenne
TEMPS CONSACRÉ AUX LOISIRS	Presque inexistant (sauf pour les aristocrates!)	En principe, tous les soirs de la semaine plus les fins de semaine
VACANCES ANNUELLES	1 semaine/année et souvent pas du tout	3 - 5 semaines/année

* Cette estimation est basée sur le type de travail et le temps de travail dans une journée.

Sur le plan médical, les progrès de la science et des mesures hygiéniques accrues ont permis de vaincre la plupart des maladies infectieuses. Par contre, les maladies de civilisation (ainsi nommées parce qu'elles sont apparentées à notre mode de vie actuel) ont progressé (fig. 2). Certaines ont progressé à un rythme tel qu'on parle d'épidémies. Parmi ces maladies, il y a le cancer et les maladies cardio-vasculaires (tableau 2).

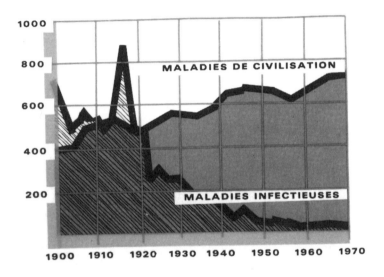

FIG. 2 Illustration de la diminution des maladies infectieuses et de l'augmentation des maladies de civilisation de 1900 à 1970 aux U.S.A. Reproduit, avec permission, de *La condition physique et le bien-être*, Editions du Pélican, Qué.

La figure 3 nous indique clairement que ce sont surtout les pays très industrialisés qui sont atteints par les affections cardio-vasculaires. Le Japon, cependant, fait exception à la règle; il semblerait que l'alimentation typique (faible en graisses saturées) des Japonais constitue pour eux une protection contre les maladies du coeur. Cela ne demeure toutefois qu'une hypothèse.

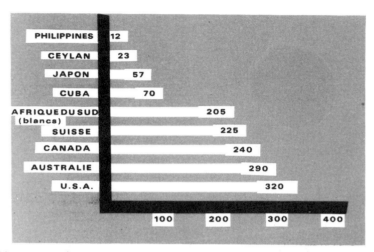

FIG. 3 Taux de mortalité (par 100,000 de population) attribué à l'artériosclérose et aux maladies du coeur. Tiré de R.V. Hockey, *Physical Fitness*, à partir des données publiées par Demographic Yearbook, 1967, New York, 1968, Statistical Office of the United Nations.

L'ennemi public no 1: la maladie du coeur et des artères

Le tableau 2 montre que la crise cardiaque est responsable de près de 50% des décès survenus chez les hommes au Canada en 1972 (43.9% chez les femmes). En Occident, la maladie cardio-vasculaire est la cause la plus importante de décès.

Parmi les maladies cardio-vasculaires, la maladie coronarienne est la plus meurtrière. Cette maladie résulte de l'obstruction partielle ou totale d'une ou de plusieurs artères qui encerclent le coeur (artères coronaires). Elle provoque l'infarctus du myocarde, c'est-à-dire le blocage d'une artère, empêchant ainsi le sang de passer librement (fig. 4). Si le sang ne passe pas, l'oxygène qu'il contient ne peut être acheminé vers les cellules du coeur. La partie du coeur ainsi affectée se nécrose et les tissus meurent.

TABLEAU 2

LES DIX PRINCIPALES CAUSES DE DÉCÈS
AU CANADA, 1972

Rang	Hommes	Nombre de décès	%	Femmes	Nombre de décès	%
1	CRISE CARDIAQUE	30,788	49.5	CRISE CARDIAQUE	19,331	43.9
2	APOPLEXIE	7,864	12.6	APOPLEXIE	8,722	19.8
3	CANCER DU POUMON	4,798		CANCER DU SEIN	3,000	
4	ACCIDENTS DE CIRCULATION	4,602		MALADIES DES a, a, et c	2,647	6.0
5	PNEUMONIE	2,853		PNEUMONIE	2,301	
6	MALADIES DES a, a, et c*	2,849	4.5	CANCER DE L'INTESTIN	2,004	
7	BRONCHITE, EMPHYSÈME, ASTHME	2,769		DIABÈTE SUCRÉ	1,722	
8	AUTRES FORMES DE CARDIOPATHIES	1,962	3.1	AUTRES FORMES DE CARDIOPATHIES	1,717	3.9
9	SUICIDE	1,900		ACCIDENTS DE CIRCULATION	1,635	
10	CANCER DE L'INTESTIN	1,697		CANCER DE L'ESTOMAC	906	
		62,082	69.7		43,985	73.6

Reproduit, avec permission, de La condition physique et le bien-être, Editions du Pélican, Qué.

* a: artères a: artérioles c: capillaires

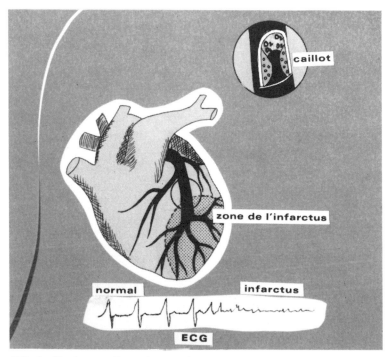

FIG. 4 Illustration d'un infarctus du myocarde résultant de l'obstruction d'une artère coronaire.

La (les) cause (s) de la maladie coronarienne demeure (nt) inconnue (s). Cependant, plusieurs études ont permis d'identifier des paramètres qui semblent contribuer de diverses façons au développement de cette maladie. On appelle ces paramètres les facteurs de risque. Les figures 5 à 11 illustrent ces facteurs. Si vous désirez obtenir des indications plus précises (en terme de chiffres), consultez le tableau 3.

Rôle de la condition physique

Loin de nous l'idée de vous vendre la condition physique comme une panacée! Néanmoins, les résultats des nombreu-

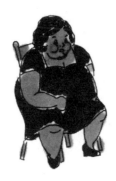

FIG. 5   L'obésité.

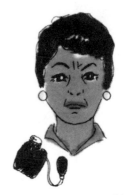

FIG. 6   L'hypertension artérielle.

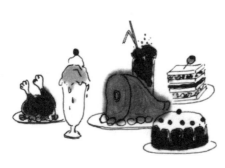

FIG. 7   Un taux élevé de cholestérol et de triglycérides.

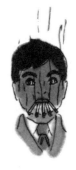

FIG. 8   Le tabagisme.

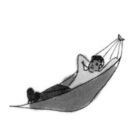

FIG. 9   L'inactivité physique.

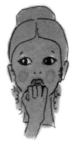

FIG. 10   Le stress.

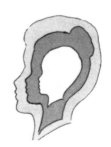

FIG. 11   L'hérédité.

ses études menées depuis plusieurs années dans le domaine de la physiologie de l'exercice nous indiquent que la condition physique améliore le bien-être général de la personne ainsi que le sort des individus qui sont atteints de maladie cardio-vasculaire. La figure 12 permet d'examiner la relation qui existe entre le type de travail et la maladie coronarienne. Il est facile de constater que les travailleurs physiquement plus actifs semblent moins atteints de maladie coronarienne que les travailleurs plus sédentaires.

Selon Astrand et Rodahl toutes les études publiées jusqu'à présent ont montré que le risque de décès dû à la maladie cardio-vasculaire chez les sujets sédentaires est de deux à trois fois supérieur à celui des sujets physiquement actifs. Les auteurs ajoutent que les chances de survie à la première attaque cardiaque sont selon les statistiques de deux à trois fois supérieures chez les sujets qui étaient auparavant actifs que pour les sujets habituellement inactifs.

La figure 13 illustre le rôle du conditionnement physique en rapport avec les facteurs de risque associés à la maladie coronarienne.

Quelques effets du conditionnement physique

Si le conditionnement physique est bon pour celui qui est atteint de maladie coronarienne, il l'est a fortiori pour la personne qui ne souffre pas de cette affection. Le tableau 4 présente les effets du conditionnement physique en rapport avec les caractéristiques de la condition physique tandis que le tableau 5 donne plus de détails concernant les effets du conditionnement physique sur certains systèmes et organes du corps humain.

TABLEAU 3
FACTEURS DE RISQUE ASSOCIÉS À LA MALADIE CORONARIENNE

Facteurs	Risques limités	Quelques risques	Risques très élevés
1 — Poids	Plus ou moins 10% du poids normal selon votre type physique	10 à 40% de surpoids	Surpoids de 40% et plus
2 — Pression artérielle	140/95	141-160/95-110	160 et plus/110 et plus
3 — Cholestérol et triglycérides	Jusqu'à 250 mg %	250-350 mg %	350 mg % et plus
4 — Tabagisme	Ne fume pas	Jusqu'à 15 cigarettes par jour	15 cigarettes et plus par jour
5 — Niveau d'activité physique	— Physiquement très actif	— Sédentaire	— Très sédentaire
6 — Stress	— Bonne capacité de se relâcher — Peu d'anxiété — Endurance aérobie élevée	— Difficulté de se relâcher — Anxiété élevée — Endurance aérobie faible	— Incapacité de se relâcher et de se détendre — Anxiété élevée — Endurance aérobie médiocre
7 — Hérédité	— Parents en bonne santé	— Un des parents meure prématurément d'une maladie cardio-vasculaire	— Les 2 parents meurent prématurément d'une maladie cardiovasculaire

Adaptation de Larson et Michelman, *International Guide to Fitness and Health*, 1973, avec la permission de Crown Publishers, Inc.

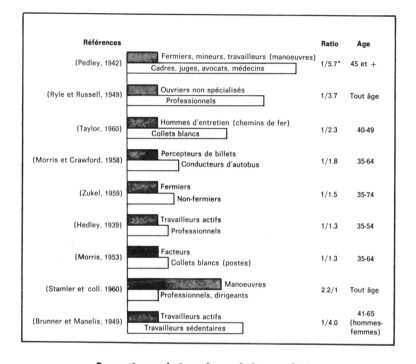

Références		Ratio	Age
(Pedley, 1942)	Fermiers, mineurs, travailleurs (manoeuvres) Cadres, juges, avocats, médecins	1/5.7*	45 et +
(Ryle et Russell, 1949)	Ouvriers non spécialisés Professionnels	1/3.7	Tout âge
(Taylor, 1960)	Hommes d'entretien (chemins de fer) Collets blancs	1/2.3	40-49
(Morris et Crawford, 1958)	Percepteurs de billets Conducteurs d'autobus	1/1.8	35-64
(Zukel, 1959)	Fermiers Non-fermiers	1/1.5	35-74
(Hedley, 1939)	Travailleurs actifs Professionnels	1/1.3	35-54
(Morris, 1953)	Facteurs Collets blancs (postes)	1/1.3	35-64
(Stamler et coll. 1960)	Manoeuvres Professionnels, dirigeants	2.2/1	Tout âge
(Brunner et Manelis, 1949)	Travailleurs actifs Travailleurs sédentaires	1/4.0	41-65 (hommes-femmes)

Proportions relatives des maladies ou décès

* Un ratio de 1/5.7, signifie par exemple, que pour un fermier qui est atteint de la maladie coronarienne, il y a une moyenne de 5.7 cadres, juges, etc. qui en sont atteints.

FIG. 12 Recensement des études comparant les travailleurs sédentaires aux travailleurs actifs en regard de la maladie coronarienne ou du décès attribué à la maladie coronarienne. Adaptation de P. Johnson et D. Stolberg, *Conditioning*, (c) 1971, avec la permission de Prentice-Hall, Inc., Englewood Cliffs, New Jersey, U.S.A.

Le conditionnement physique n'est certes pas la «THÉRA-PIE MIRACLE», mais c'est une méthode naturelle qui ne coûte pas cher et qui procure beaucoup de bien-être. A notre époque, de tels avantages en retour d'un peu de volonté, c'est toute une aubaine!

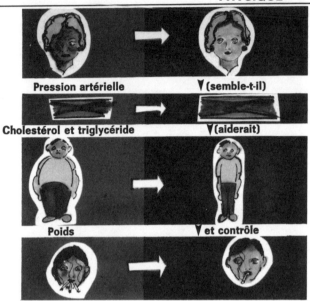

Pression artérielle   ▼(semble-t-il)

Cholestérol et triglycéride   ▼(aiderait)

Poids   ▼ et contrôle

Tabagisme   Effet indirect: prise de conscience de l'incompatibilité de se mettre en forme tout en fumant autant qu'avant.

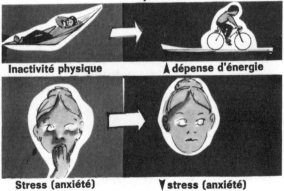

Inactivité physique   ▲ dépense d'énergie

Stress (anxiété)   ▼ stress (anxiété)

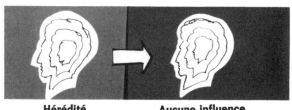

Hérédité   **Aucune influence**

augmente **diminue**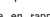

FIG. 13 Rôle du conditionnement physique en rapport avec les facteurs de risque associés à la maladie coronarienne.

TABLEAU 4

EFFETS DU CONDITIONNEMENT PHYSIQUE EN RAPPORT AVEC LES CARACTÉRISTIQUES DE LA CONDITION PHYSIQUE

CARACTÉRISTIQUES	EFFETS DU CONDITIONNE-MENT PHYSIQUE
Tandem hérédité-milieu	Aucun effet
L'endurance aérobie	▲
Force et endurance musculaires	▲
Pourcentage de graisse	▼
Posture	Amélioration
Capacité de se relâcher	Amélioration
Endurance anaérobie	▲

 signifie augmentation
signifie diminution

69

TABLEAU 5

LES EFFETS DU CONDITIONNEMENT PHYSIQUE SUR L'ORGANISME HUMAIN

A — Le système cardio-circulatoire

PARAMÈTRES		EFFETS
• Fréquence cardiaque (Fc) au repos	▼	Le coeur des coureurs de longue distance bat en moyenne à 40 battements/minute.
• Fc pendant un exercice non maximal	▼	Economie du travail cardiaque
• Quantité de sang chassé du coeur par battement (volume systolique)	▲	
• Volume maximal de sang qui peut circuler dans le corps en une minute (débit cardiaque maximal)	▲	
• Consommation maximale d'oxygène (usine à O_2)	▲	
• Extraction de l'oxygène lors d'un effort très intense	▲	
• Volume (grosseur) du coeur	▲	
• Concentration de l'hémoglobine	▲	
• Nombre de globules rouges	▲	
• Nombre de capillaires «au travail» lors d'un effort	▲	

B — Le système respiratoire

- Volume maximal d'air que l'on peut respirer lors d'un effort très intense ▲

- Ventilation pulmonaire lors d'un effort modéré ▼   Economie du travail des muscles respiratoires

- Nombre de respirations dans une minute lors d'un exercice maximal ▲

- Nombre d'alvéoles «au travail» lors d'un effort maximal ▲

- Qualité des échanges gazeux ▲

C — Le système musculaire

- Force du muscle ▲

- Circulation sanguine dans le muscle   Amélioration

- Usine ATP-CP   Il semble que la production soit accrue

- ATP de réserve ▲   (Semble-t-il)

- Usine à sucre   Efficacité accrue

- Tolérance à l'accumulation d'acide lactique ▲

- Production d'acide lactique lors d'un effort modéré ▼

- Stocks de glycogène (sucre) dans le muscle ▲

- Utilisation des graisses
  lors d'un exercice modéré   ▲

- Masse de graisse locale
  (selon les muscles entraî-   ▼
  nés)

- Masse musculaire   ▲

D — Autres effets

- Solidité des os et des   Amélioration
  ligaments

- Epaisseur du cartillage
  articulaire   ▲

- Sensation de bien-être
  général   ▲

signifie augmentation ▲   signifie diminution ▼

Résumé

L'activité physique régulière et adaptée à ses besoins et
à ses capacités tonifie non seulement la musculature mais
renforce le muscle cardiaque et améliore la qualité des
échanges gazeux; en un mot, l'activité physique améliore
le bien-être général de la personne. Citons les propos de
Janet A. Wessel sur ce sujet:

«Beaucoup d'éducateurs physiques, de médecins et
de chercheurs sont maintenant convaincus que la
pratique régulière d'activités physiques tout au long
de sa vie peut aider:
— à combattre efficacement l'obésité ou l'accumulation excessive de tissus adipeux

— à mettre un frein à l'épidémie de maladies cardiaques
— à diminuer les tensions et stress émotifs
— à retarder les effets néfastes du vieillissement
— à prévenir les troubles orthopédiques (musculaires et ligamentaires) et les douleurs posturales.» (1)

---

(1) Wessel, J.A., *Movement Fundamentals,* 1970, p. 27.

Chapitre 4
Comment améliorer sa condition physique

Principes de base du conditionnement physique

Il y a un siècle, il eut été difficile voire sérieusement impossible de répondre avec précision à quelqu'un qui aurait posé les questions suivantes à des spécialistes: combien de fois dois-je m'entraîner par semaine? combien de temps dois-je consacrer à la course pour me mettre en forme? pendant combien de semaines dois-je continuer mon entraînement pour atteindre une forme physique acceptable? si je cesse de m'entraîner, vais-je conserver ma forme physique?

Aujourd'hui, nous pouvons fournir une réponse claire et précise à presque toutes ces questions. Les résultats des nombreuses recherches scientifiques entreprises depuis plus d'un demi-siècle dans le domaine de la physiologie de l'exercice musculaire commencent à déboucher sur des applications pratiques. Ces recherches ont aussi permis de dégager les principes de base du conditionnement physique. Le tableau 1 présente ces principes.

TABLEAU 1

**PRINCIPES DE BASE DU CONDITIONNEMENT
PHYSIQUE**

---

1 — Spécificité

2 — Surcharge 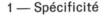 intensité
durée
forme
fréquence

3 — Progression

4 — Individualité

5 — Motivation

6 — Maintien

Premier principe: la spécificité

Le type d'adaptation physiologique recherchée est en
relation directe avec la nature, la forme, l'intensité, la durée
et la fréquence d'une activité physique. Si Jean-Noël veut
apprendre à nager, il doit pratiquer des exercices aquatiques.
Si Marie veut améliorer son élan au golf, elle doit pratiquer
des exercices qui se rapprochent le plus possible du geste
à améliorer. La même règle s'applique au niveau d'un programme de conditionnement physique. Si vous voulez augmenter la force de vos bras, il ne sert à rien de courir; il
faut plutôt lever des haltères avec les bras. Si vous voulez
tonifier la musculature de vos cuisses, il faut alors faire de
l'exercice à ce niveau. Si vous voulez améliorer votre endurance aérobie, il ne faut pas vous mettre à faire des flexions
de bras, corps à l'horizontale; il vaut mieux faire du jogging.
En un mot, l'objectif ou les objectifs poursuivis déterminent

les modalités d'exécution d'une activité physique. Le tableau 1 du chapitre 1 est un exemple typique de la spécifité du conditionnement physique.

Deuxième principe: la surcharge

Lorsque les objectifs du programme de conditionnement physique (pcp) sont fixés, vous savez alors quel(s) type(s) d'adaptation physiologique vous désirez obtenir (premier principe: la spécificité). Pour obtenir une ou plusieurs adaptations physiologiques, il faut maintenant appliquer le deuxième-meme principe de base: la surcharge.

Ainsi, si vous voulez améliorer l'efficacité d'un organe, d'une fonction ou d'un muscle, il faut que cet organe, cette fonction ou ce muscle travaille au-delà du seuil de travail habituel. C'est simple; pour s'améliorer il faut en faire plus, il faut s'imposer une surcharge de travail. Cette surcharge peut être très intense ou peu intense, prolongée ou de courte durée, répétée plusieurs fois, etc. On parle dans ce cas des variables ou des modalités d'application du principe de la surcharge. Le tableau 2 présente ces variables. Servons-nous du cas de Paul, de Christine et de Pierre pour expliquer ces différentes variables.

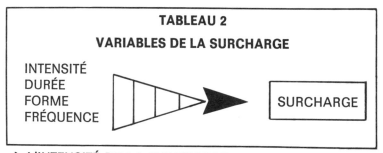

TABLEAU 2

VARIABLES DE LA SURCHARGE

INTENSITÉ
DURÉE
FORME
FRÉQUENCE

SURCHARGE

a) L'INTENSITÉ DE LA SURCHARGE

L'intensité de la surcharge est établie à partir des objectifs du pcp.

1er cas: Paul, 44 ans, désire améliorer son endurance aérobie. Il devra donc solliciter son système poumons-coeur-vaisseaux sanguins à au moins 50% de sa capacité maximale de travail. Paul a choisi de faire du jogging et de maintenir une fréquence cardiaque à l'effort variant entre 132 et 148 battements/minute (fig. 1).

2e cas: Christine, 32 ans, veut améliorer l'endurance des muscles de ses cuisses. L'intensité des exercices à faire devra être suffisamment basse pour permettre plusieurs répétitions (20 à 30). Christine a décidé de faire des extensions de la jambe en soulevant une charge légère attachée aux pieds (fig. 2).

3e cas: Pierre, 30 ans, désire améliorer son endurance anaérobie. Il devra, pour y parvenir, activer intensément son système poumons-coeur-vaisseaux sanguins (environ 90-95% de sa capacité maximale de travail). Pierre a choisi de faire des sprints de 400 mètres. La fréquence cardiaque de Pierre pourra atteindre des valeurs de 180 à 190 battements/minute (fig. 3).

b) LA DURÉE DE LA SURCHARGE

La durée de la surcharge est établie à partir des objectifs du pcp.

1er cas: Pour atteindre son objectif, soit améliorer son endurance aérobie, Paul devra faire du jogging pendant au moins une dizaine de minutes (fig. 1).

2e cas: Christine devra répéter son exercice le plus longtemps possible (l'équivalent de 20 à 30 répétitions), si elle veut obtenir l'amélioration souhaitée (fig. 2).

3e cas: Quant à Pierre, il devra faire un travail très intense mais de courte durée (30 à 90 secondes) (fig. 3). Pierre fera en tout 8 sprints par séance. Chaque sprint est espacé par une période repos de 2 minutes 40 secondes (voir chap. 10).

Paul, 44 ans, veut améliorer son endurance aérobie. Il doit alors appliquer le principe de la surcharge:
ACTIVITÉ CHOISIE: le jogging
INTENSITÉ: 132-148 battements/minute
DURÉE: au moins 10 minutes
FORME: travail continu
FRÉQUENCE: min 2 fois/semaine
min 8 semaines

FIG. 1   Cas de Paul.

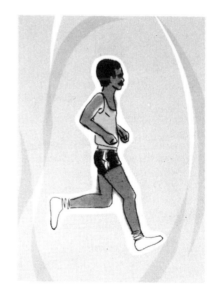

Christine, 32 ans, veut améliorer l'endurance des muscles de ses cuisses. Elle doit alors appliquer le principe de la surcharge:

ACTIVITÉ CHOISIE: extension de la jambe avec charge
INTENSITÉ: moyenne
DURÉE: le temps de faire 20 à 30 répétitions
FORME: travail continu et intermittent
FRÉQUENCE: min 3 fois/semaine
min 4 semaines

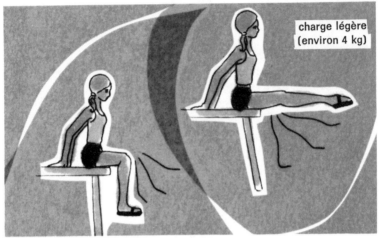

FIG. 2 Cas de Christine.

Pierre, 30 ans, désire améliorer son endurance anaérobie. Il applique le principe de la surcharge de la façon suivante:

ACTIVITÉ CHOISIE: sprint de 400 mètres

INTENSITÉ: 180-190 battements/minute

DURÉE: environ 80 secondes/sprint
            Répéter 8 fois

FORME: travail intermittent

FRÉQUENCE: min 2 fois/semaine
                  min 4 à 6 semaines

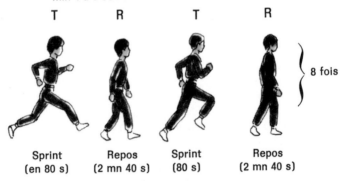

FIG. 3 Cas de Pierre.

c) LA FORME DE LA SURCHARGE

La forme que prendra la surcharge dépend aussi des objectifs du pcp. Il existe deux formes de surcharges: le travail continu et le travail intermittent ou par intervalle (voir chap. 10 pour plus d'informations).

1er cas: La forme de surcharge adoptée par Paul est le travail continu et prolongé.

2e cas: Dans le cas de Christine, il s'agit également d'un travail continu (20 à 30 répétitions sans arrêt) bien qu'une fois le nombre de répétitions complété, Christine s'accorde un repos, puis recommence. Il s'agit alors d'un travail intermittent (travail-repos-travail) (fig. 2).

3e cas: La forme de surcharge utilisée dans le cas de Pierre est le travail intermittent, c'est-à-dire un travail intense, de courte durée, répété plusieurs fois et espacé d'une période de récupération entre chaque répétition (fig. 3).

d) LA FRÉQUENCE DE LA SURCHARGE

L'application régulière et répétitive du principe de la surcharge est essentielle si l'on désire obtenir l'adaptation souhaitée. Partant de cet énoncé, précisons que la fréquence de la surcharge dépend des objectifs du pcp.

1er cas: Paul devra faire son jogging au moins 2 fois par semaine (de préférence 3 à 5 fois par semaine) pendant un minimum de 8 semaines. Jogger une fois par semaine ne serait guère sérieux et les résultats risqueraient de se faire attendre. En se basant sur les données de la littérature scientifique, il semble qu'un minimum de 8 semaines de travail en endurance aérobie soit nécessaire pour obtenir une amélioration substantielle de l'efficacité du système de transport de l'oxygène (STO). Le tableau 3 nous indique que les améliorations les plus significatives du STO surviennent après plus de 10 semaines d'entraînement. Ces résultats devraient vous inciter à poursuivre votre entraînement au-delà des 8 premières semaines; l'amélioration obtenue n'en sera que meilleure (fig. 1).

2e cas: Christine devra exécuter son exercice au moins 3 fois par semaine pendant un minimum de 4 semaines (fig. 2).

3e cas: Pierre devra, lui, faire au moins 2 séances par semaine pendant environ 4 à 6 semaines s'il veut obtenir des résultats encourageants (fig. 3).

IL EST CLAIR QUE S'ENTRAÎNER UNE FOIS PAR SEMAINE N'EST GUÈRE SÉRIEUX ET FAVORISE LES COURBATURES PLUTÔT QUE L'ADAPTATION DE L'ORGANISME À L'EFFORT. AJOUTONS QU'IL EST AUSSI FARFELU D'ENTREPRENDRE UN PCP QUI DURE MOINS DE 8 SEMAINES.

Troisième principe: la progression

La surcharge fixée au début d'un pcp doit être constamment ajustée à mesure que la condition physique du sujet s'améliore. Cet ajustement est essentiel pour continuer à travailler au-delà du seuil minimal requis pour améliorer sa condition physique.

1er cas: Si Paul a commencé à travailler à 50% de sa capacité maximale de travail (cmt), il faut se rappeler que la cmt de Paul fut déterminée alors que celui-ci était en mauvaise condition physique. Après 8 semaines de jogging à raison d'un minimum de 2 fois par semaine, Paul a certes amélioré sa cmt. A vitesse égale, Paul avait, au début de son entraînement, une fréquence cardiaque après l'effort (FcE)

TABLEAU 3

EFFET DU CONDITIONNEMENT PHYSIQUE SUR LE SYSTÈME DE TRANSPORT DE L'OXYGÈNE (CONSOMMATION MAXIMALE D'OXYGÈNE OU VO_2 MAX). RECENSEMENT DE PLUSIEURS ÉTUDES.

Auteurs	Age (années)	n	Entraînement (semaines)	Jours par semaine	Activité	VO_2 max. (ml/Kg/mn) avant-après	Augmentation (pourcentage)
Ekblom (1969)	11	6	26	2	Jogging-jeux	53.9-59.4	10
Daniels (1971)	14	14	52	a*	Jogging	60.6-59.6	0
Sherman (1967)	14	7	15	3	Jogging	54.0-59.4	10
Larson (1964)	17	6	20	b*	Jogging	38.0-48.8	28
Robinson (1941)	20	9	12	4	Jogging	52.8-57.8	9
Knehr (1942)	20	14	26	3	Jogging	49.6-51.4	4
Wilmore (1970)	21	17	10	3	Jogging	46.5-49.0	5
Ekblom (1968)	23	8	16	3	Jogging	45.1-50.7	12
Wilmore (1970)	30	15	10	3	Jogging	43.6-46.4	7
Naughton (1964)	30	15	28	3	Jogging	31.6-45.3	43
Pollock (1969)	32	11	20	2	Jogging	37.7-44.0	17
Pollock (1969)	33	8	20	4	Jogging	36.6-49.3	35
Cureton (1964)	34	6	24	5+	Jogging	26.5-50.2	93
Oscai (1968)	37	14	20	3	Jogging	38.8-47.1	21
Pollock (1972)	39	22	20	2	Jogging	37.1-43.3	17
Ismail (1970)	40c*	54	32	3	Jogging-jeux	46.1-57.0	24
Ribisl (1969)	40	15	20	3	Jogging-jeux	40.1-45.5	14
Saltin (1969)	41	42	8-10	2+	Jogging	37.5-44.3	14
Hartley (1969)	47	15	8-10	2+	Jogging	35.5-40.5	14
Kasch (1970)	47	30	24	2	Jogging	29.4-36.0	22
Pollock (1971)	49	15	20	4	Marche	29.9-38.9	30
Bjure (1969)	55	8	8-10	2+	Jogging	28.0-33.0	19
de Vries (1970)	69	8	42	3	Jogging	33.7-36.5	8

*a Les sujets couraient en moyenne entre 336 et 1,114 milles par année.

*b La fréquence a varié tout au long du programme, mais les participants faisaient au moins une heure d'activités physiques rigoureuses (natation, ski et jogging).

*c L'âge variait de 23 à 62 ans.

Adaptation de M.L. Pollock, Exercise and Sports Sciences Reviews, Vol. 1, 1973, avec la permission de l'éditeur.

d'environ 135-140 battements/minute. Après 8 semaines, Paul, pour le même effort, a une FcE de 125
battements/minute. Paul peut donc maintenant
courir un peu plus vite et plus longtemps (passer
de 10 à 15 minutes par exemple). C'est l'amélioration de sa propre condition physique qui oblige
Paul à augmenter la charge de travail qu'il accom-
plit lors d'une séance de conditionnement physique.
Sans cet ajustement, la séance deviendrait trop
facile et l'application du principe de la surcharge
ne serait plus respectée.

2e cas: Après 2 semaines de travail avec un poids de 4 kg
(environ 9 livres) fixé au pied, Christine devra
augmenter le poids de 4 kg à 6 kg, par exemple, si
elle désire continuer à améliorer l'endurance des
muscles de ses cuisses.

3e cas: Au début de son pcp, Pierre mettait 80 secondes
pour son 400 mètres. Après 4 semaines, Pierre devra mettre moins de temps pour franchir la même
distance. (Exemple: 400 mètres en 75 secondes.)

Quatrième principe: l'individualité

L'individu est unique, sa réponse l'est aussi. Le même
pcp vécu par un groupe de personnes produira des effets
semblables, mais la courbe de l'amélioration variera d'un
individu à l'autre.

Selon Brian J. Sharkey, l'individualité est dépendante des
facteurs suivants: l'hérédité, le degré de maturité, l'alimentation, les habitudes de repos et de sommeil, le niveau
actuel de condition physique, la motivation, l'influence de
l'environnement et l'intégrité anatomique et fonctionnelle.

Cinquième principe: la motivation

C'est bien là la bête noire de notre époque! On commence
bien des choses mais seulement les achève-t-on? En ce qui

a trait au conditionnement physique, il est important de se fixer des objectifs réalistes (à sa portée). Il est aussi essentiel de CROIRE EN CE QUE L'ON FAIT, cela aide drôlement la motivation.

Sixième principe: le maintien

Moins d'énergie et de temps sont requis pour maintenir ce que l'on a acquis. Il faut tout de même un minimum de travail pour garder sa forme physique car, malheureusement pour l'*homo sapiens*, les effets du conditionnement physique ne sont pas permanents.

Voilà pour les principes; passons maintenant à des notions plus concrètes, les familles d'exercices.

Les familles d'exercices

L'outil de base par lequel s'opère la mise en condition physique du corps est l'exercice physique. Il y a différentes sortes d'outils, il en est de même pour les exercices. On peut grouper ces différentes sortes d'exercices en familles. Chacune de ces familles agit d'une façon particulière sur l'organisme. Trop souvent le profane ne peut distinguer le rôle spécifique des nombreux exercices qu'il pratique. Citons l'exemple des gens qui croient encore que faire des flexions de bras, corps à l'horizontale (push-up), c'est bon pour le coeur ou bien qu'étirer un muscle c'est le renforcer. Examinons maintenant ces familles d'exercices et espérons que cela contribuera à mieux faire comprendre l'importance du choix des exercices en regard des objectifs du pcp.

Il existe deux grandes familles d'exercices:

A — *les exercices dynamiques ou rythmiques*
B — *les exercices statiques ou isométriques.*

Les exercices dynamiques ou rythmiques sont caractérisés par le MOUVEMENT, c'est-à-dire qu'il y a allongement ou raccourcissement du muscle qui exerce une force. Cette famille d'exercices est la plus répandue. Marcher, «jogger», déplacer un objet, jouer au tennis, au hockey, etc. sont toutes des activités à base d'exercices dynamiques. La deuxième grande famille d'exercices, soit les exercices statiques ou isométriques, inclut tous les exercices où il n'y a pas de mouvement extérieur apparent (fig. 4). Pousser sur un mur, essayer de soulever un objet trop lourd, appuyer fortement et également les paumes des mains l'une contre l'autre sont des exemples de travail statique.

En plus de ces deux grandes familles d'exercices, il existe des sous-familles d'exercices qu'il importe de connaître. Le tableau 4 présente toutes ces familles d'exercices. Ainsi, on note que la famille des exercices dynamiques se divisent en trois branches:

1) les exercices d'étirement (figure 5)
2) les exercices aérobies (figure 6)
3) les exercices anaérobies (figure 7).

TABLEAU 4

LES FAMILLES D'EXERCICES

A — EXERCICES DYNAMIQUES OU RYTHMIQUES

    1) EXERCICES D'ÉTIREMENT

    2) EXERCICES AÉROBIES

    3) EXERCICES ANAÉROBIES

B — EXERCICES STATIQUES OU ISOMÉTRIQUES

Il reste maintenant à déterminer le rôle de chacun de ces groupes d'exercices. Jetez un petit coup d'oeil sur le tableau 5 et vous aurez cette information. Vous pouvez constater que tel type d'effort physique provoque une adaptation organique bien spécifique. Vouloir améliorer son endurance aérobie en faisant des exercices statiques est aussi ridicule que de vouloir améliorer son coup de patin en jouant au tennis.

TABLEAU 5
DÉFINITIONS ET BUTS DES FAMILLES D'EXERCICES

Familles d'exercices	Définitions	Buts
A — DYNAMIQUES/RYTHMIQUES	Tous les exercices qui provoquent un mouvement extérieur visible.	En fonction des objectifs du pcp
1) EXERCICES D'ÉTIREMENT	Tous les exercices qui provoquent un allongement en souplesse de la musculature.	Améliorer la souplesse (amplitude du mouvement)
2) EXERCICES AÉROBIES	Tous les exercices qui ne provoquent pas de dette d'oxygène importante. Fc* entre 110-170 battements/minute.	Améliorer l'endurance aérobie Améliorer l'endurance musculaire
3) EXERCICES ANAÉROBIES	Tous les exercices qui provoquent une dette d'oxygène (forte à très forte). Fc entre 170-200 battements/minute.	Améliorer l'endurance anaérobie Améliorer la force et la puissance musculaires

B — STATIQUES/ISOMÉTRIQUES Tous les exer-   Améliorer
                            cices qui ne   la force et
                            provoquent   l'endurance
                            pas de mou-   musculaire
                            vement exté-   statique
                            rieur visible

* Fc = fréquence cardiaque

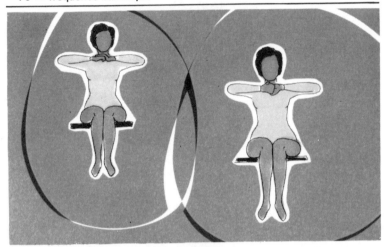

FIG. 4   Exercice statique ou isométrique.

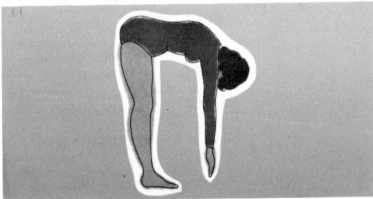

FIG. 5   Exercice d'étirement.

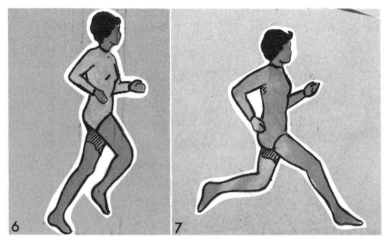

FIG. 6 Exercice aérobie (exemple: le jogging).

FIG. 7 Exercice anaérobie (exemple: le sprint).

Un bon pcp, c'est quoi?

Il faut préciser que dans le cadre de cet ouvrage un pcp c'est d'abord et avant tout un pcp pour les gens qui désirent améliorer leur condition physique générale. Cette précision est nécessaire parce qu'elle exclut au départ tous les pcp spécifiques comme le conditionnement pré-ski, l'entraînement très particulier du sprinter, du coureur de marathon, du joueur de hockey, du joueur de football, du tennisman, etc... Cette mise au point étant faite, nous vous proposons donc un pcp type avec ses objectifs et les moyens permettant de les atteindre. Le tableau 6 présente le pcp type tandis que les figures 8 à 11 illustrent les différentes parties du pcp type.

Ce programme type s'appuie sur les principes de base du conditionnement physique et sur l'expérimentation pratique. C'est un programme qui a fait ses preuves et qu'on retrouve dans beaucoup de centres de conditionnement physique au Québec et ailleurs.

TABLEAU 6

PROGRAMME TYPE DE CONDITIONNEMENT PHYSIQUE GÉNÉRAL

I — Objectifs primordiaux du programme

A — Améliorer l'endurance aérobie

B — Améliorer la force de l'endurance musculaire (surtout pour les muscles de la posture)

C — Favoriser un meilleur contrôle du poids corporel

D — Améliorer la capacité de se relâcher et de se détendre

II — Contenu du programme

• Chaque séance du pcp doit inclure les parties suivantes:

	But
A — Un réchauffement (5 à 10 minutes)	Préparer la musculature et l'organisme en général à une phase de travail plus intense.
B — Une période d'exercices aérobies (minimum 10 minutes) ex.: jogging, marche accélérée, bicyclette, etc...	Rencontrer les objectifs A et C
C — Une période d'exercices dynamiques localisés (minimum de 5 minutes) ex.: redressement assis, extension du dos, cercle des jambes, etc...	Rencontrer l'objectif B
D — Une période consacrée à la relaxation (environ 5 minutes)	Rencontrer l'objectif D

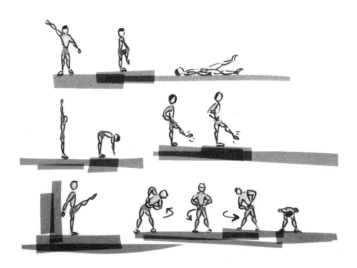

FIG. 8 Le réchauffement.

FIG. 9 Quelques exemples d'exercices aérobies.

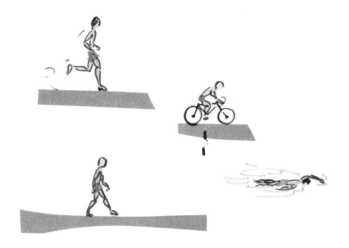

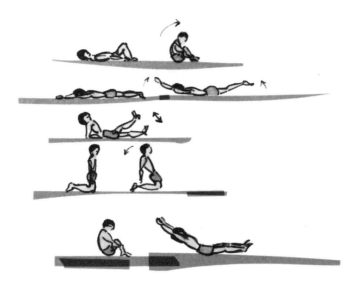

FIG. 10 Quelques exemples d'exercices dynamiques localisés.
FIG. 11 La période de relaxation.

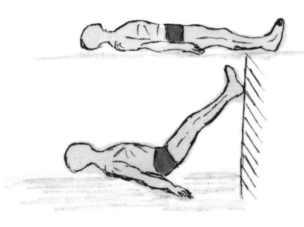

Le réchauffement doit toujours être fait au début de la séance. C'est une excellente garantie contre les petits problèmes musculaires et ligamentaires qui assaillent facilement l'*homo sedentarius.* Le réchauffement inclut des exercices légers tels que la marche rapide, le jogging et les exercices d'étirement (assouplir la musculature). Par définition, le travail en force musculaire ne doit pas être fait lors du réchauffement mais plutôt lors de la séance de travail musculaire localisé. (1) Après le réchauffement, il est préférable de passer à la phase du travail aérobie parce que le travail aérobie est un travail musculaire généralisé et non maximal (intensité moyenne). C'est tout le corps qui participe et s'active tandis que la phase C du programme type, c'est-à-dire les exercices dynamiques localisés, peut amener une certaine fatigue musculaire locale, fatigue qui pourrait nuire au rendement du travail aérobie par exemple. Finalement la séance de conditionnement physique se termine par une période de retour au calme ou période de relaxation. Le but de cette dernière période est de faire baisser l'activité métabolique du corps, contribuant ainsi à abaisser la température du corps et à amener ce dernier à un état de repos et de détente. Il faut éviter, surtout pour les personnes âgées et en mauvaise condition physique, de sortir de la séance de conditionnement physique tout en sueur, puis d'enchaîner avec une douche chaude. Cette façon d'agir ne permet pas une baisse rapide de la température du corps, ce qui entraîne une sudation abondante, même une fois séché!

Nous n'avons pas inclu dans les objectifs du programme l'amélioration du travail anaérobie. Ce n'est pas un oubli mais simplement une question de priorité. Il est plus essentiel d'améliorer d'abord son endurance aérobie. Lors-

---

(1) Morehouse, L., Miller, A.T., *Physiology of Exercice,* 1971.
Ryan, A.J., Allman r, F.L., *Sports Medicine,* 1974.
Shephard, R.J., *Alive man,* 1972.

que l'individu a atteint un bon niveau d'endurance aérobie, il peut alors songer à améliorer son endurance anaérobie.

Les règles d'or du «jogger»

Le tableau 6 présente l'essentiel d'un pcp type; il reste les modalités d'exécution et beaucoup de petits détails et de conseils à donner qu'il ne faut surtout pas négliger. Le tableau 7 présente ce qu'on pourrait appeler les règles d'or à suivre lorsque l'on entreprend un pcp. A lire attentivement et surtout à suivre consciencieusement.

TABLEAU 7

LES RÈGLES D'OR D'UN PCP

1. *Avant* de commencer un pcp, il est fortement recommandé de *passer un examen médical complet (avec électrocar-*diogramme à l'effort, analyse sanguine, radiographie pulmonaire, etc.) surtout:
   a) si vous êtes âgé de plus de 35 ans et n'avez pas passé d'examen médical depuis plus de 5 ans
   b) qu'importe votre âge, si vous êtes très sédentaire, fumez beaucoup, prenez de l'alcool régulièrement et souffrez d'obésité.

2. Si vous devenez membre d'un club ou centre spécialisé dans le conditionnement physique des adultes, assurez-vous que le programme qu'on vous propose est supervisé par un éducateur physique spécialisé *.

3. Si vous commencez un pcp, il faut être prêt à faire au moins 2 séances de conditionnement physique par semaine (si c'est possible en faire de 3 à 5 fois par semaine).

---

* Possédant au minimum un baccalauréat spécialisé en éducation physique et de préférence ayant suivi au moins un stage reconnu sur le conditionnement physique des adultes.

4. Poursuivre le pcp pendant au moins 8 semaines pour obtenir des résultats tangibles (si c'est possible, poursuivre le pcp sur une base annuelle).

5. Si vous êtes une personne plutôt sédentaire et très peu sportive, commencez votre pcp très lentement. Par exemple, pour les 6 premières séances, marchez au lieu de courir. Soyez patient, ne brûlez pas les étapes, vous le regretteriez.

6. Retenez que les effets du conditionnement physique ne sont malheureusement pas permanents. C'est donc dire que si vous cessez votre pcp après 4 mois, il faudra au moins faire une séance de conditionnement physique par semaine pour tenter de maintenir ce que vous avez acquis (principe du maintien).

7. Avant de commencer votre pcp, procurez-vous une bonne paire d'espadrilles (voir chap. 7) et portez des vêtements légers et amples (chap. 7).

8. Toute personne souffrant d'hypertension artérielle ou de troubles cardiaques doit s'abstenir de faire:
   1) des exercices statiques intenses et prolongés
   2) des exercices intenses et prolongés avec les bras (ex: push-up)
   3) des exercices prolongés avec les bras élevés.

Deuxième partie:

Tout (ou presque tout)
sur le jogging

Chapitre 5
L'art de bien jogger

Définition du terme «jogging»

Depuis quelques années, l'expression «jogging» est devenu aussi populaire que l'expression «se mettre en condition physique». Quelle est donc cette activité physique qui fait courir bien du monde? Jogging veut simplement dire marcher et/ou courir. Courir est ici associé à de la course légère. Dans le cadre du présent ouvrage, jogging sera identifié à de la course légère (l'équivalent d'une marche rapide).

Avantages du jogging pour se mettre en forme

Les avantages du jogging (ou course légère) pour améliorer sa condition physique sont nombreux. Voici les plus intéressants. La course est une habileté à la portée de presque tout le monde. Pour courir, pas besoin de maîtriser des techniques difficiles et compliquées. La course peut se pratiquer à peu près n'importe où; tant mieux si vous pouvez courir sur une piste en tartan, mais ce n'est pas nécessaire. Bien des gens courent autour d'un pâté de maison, dans le bois ou bien à l'intérieur de la maison en courant sur place. Pour courir nous n'avons pas besoin d'équipements spéciaux et dispendieux; une bonne paire d'espadrilles, un short, un chandail en coton et, parfois, un survêtement, c'est tout. Une bonne foulée de jogging peut améliorer la posture. Le jogging est une activité très efficace pour activer le système de transport de l'oxygène permettant ainsi l'amélioration de l'endurance aérobie (voir chap. 2 et 3). Le jogging est également une activité excellente pour brûler des calories et permet ainsi de mieux contrôler son poids. Enfin, le jogging est une activité sociale très intéressante pour ne pas dire enrichissante; beaucoup de gens ont noué des amitiés lors de leurs séances de jogging.

Face à ces avantages, il doit bien y avoir un petit inconvénient quelque part. Ce petit inconvénient existe, même que si on ne s'en préoccupe guère au début, il peut vite devenir une menace sérieuse pour le «jogger». Ce petit inconvénient c'est la motivation, soeur siamoise de dame volonté. Nous croyons utile de rappeler au «jogger», à moins qu'il ne soit un solitaire invétéré, qu'il est sage de faire son jogging avec une ou plusieurs personnes. C'est une bonne façon de soutenir la motivation et par là la volonté de poursuivre son programme.

Même si nous avons dit que tout le monde ou presque tout le monde était capable de courir parce que courir est un geste naturel, il importe de souligner que tout le monde ne sait pas comment jogger. C'est là la cause de bien des maux pour le néophyte joggant allègrement mais dont la technique laisse à désirer. Au même titre qu'il y a une technique du golf ou du ski de fond, il y a aussi une technique du jogging, c'est-à-dire une façon de courir qui, tout en étant efficace pour améliorer l'endurance aérobie, épargne à l'adepte du jogging bien des douleurs inutiles (voir chap. 6 pour plus de détails concernant les malaises du «jogger»).

Trois façons de courir

Parmi tous ceux et celles qui font de la course à pied, on peut distinguer trois manières de courir: premièrement, il y a l'individu qui court sur l'avant-pied; deuxièmement, il y a l'individu qui court en posant le talon au sol; et troisiè-mement, il y a celui qui pose le pied à plat sur le sol.

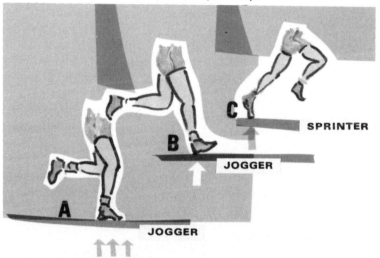

FIG. 1   Les 3 manières de courir: A) courir en posant le pied à plat, B) courir en posant d'abord le talon et C) courir sur l'avant-pied.

La course sur l'avant-pied est caractéristique des cou-reurs de vitesse (sprinters). Lors d'une course où la vitesse prédomine, le coureur doit pouvoir compter sur une foulée * rapide et puissante. En posant au sol la partie avant du pied ou pointe du pied, le coureur active intensément les quadri-

---

* Foulée est synonyme de pas de course ou enjambée.

ceps, muscles antérieurs de la cuisse, ainsi que les jumeaux, muscles du mollet. On obtient ainsi beaucoup de puissance et de rapidité, caractéristiques essentielles d'une course de vitesse. Cette façon de courir, bien que très efficace lors d'une course rapide, demeure épuisante et exige, au préalable, un entraînement intensif. Il est préférable d'éliminer la course sur l'avant-pied comme technique de jogging. Hélas, beaucoup de débutants et surtout de débutantes (est-ce à cause de l'esthétique féminine?) font leur jogging sur la pointe des pieds, ce qui constitue un excellent exercice pour les mollets mais au point de vue économique et efficacité de l'effort, quel gâchis! Cette façon de courir amène chez le «jogger», dont les mollets sont souvent peu entraîner pour un tel effort, une sensation de fatigue aux jambes empêchant le «jogger» de courir à son aise et même de continuer à courir parce que cela devient trop douloureux.

Reste les deux autres façons de courir. La foulée talon-orteils et celle du pied posé à plat peuvent être utilisées comme techniques de jogging. Lorsque le «jogger» utilise la foulée talon-orteils, c'est le talon qui touche le sol en premier. L'action du pied est, par après, semblable au mouvement d'une chaise berceuse (fig. 2). Cette façon de courir

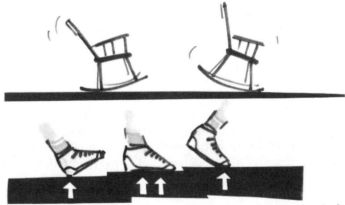

FIG. 2   Analogie entre le mouvement de la chaise berceuse et la foulée talon-orteils.

procure moins de rapidité et de puissance que celle du sprinter, mais, par contre, la foulée talon-orteils est beaucoup plus reposante. Lorsqu'on attaque le sol par le talon plutôt que par l'avant-pied, on ne fait presque pas travailler les jumeaux; ce sont les muscles antérieurs de la jambe qui travaillent le plus à ce moment-là. C'est d'ailleurs à ce niveau que se situe l'inconvénient majeur de la foulée talon-orteils. Si le talon attaque trop durement le sol, il se produit un choc violent. La figure 3 illustre cette situation. La se-

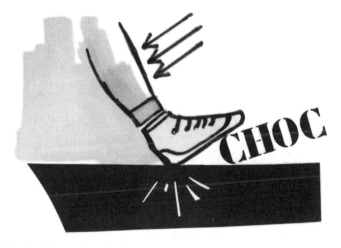

FIG. 3 Illustration du choc ressenti sur la partie avant de la jambe lorsque le talon attaque le sol trop durement.

melle d'un bon soulier de jogging absorbera en bonne partie le choc, ce qui n'est pas le cas lorsque le soulier est de qualité douteuse. Dans ces conditions, le choc se répercute alors au niveau de la partie antérieure de la jambe et peut faire apparaître, à la longue, une périostose (voir chap 6). Il est impossible d'éliminer complètement le choc causé par le contact talon-sol, mais une bonne technique de jogging, des souliers appropriés (chap. 7) et une piste de course adéquate peuvent diminuer, et de beaucoup, le choc.

Enfin, la troisième façon de courir, c'est-à-dire la technique du pied posé à plat, est sans doute la plus simple de toutes (fig. 4). Il s'agit tout bonnement de poser le pied à

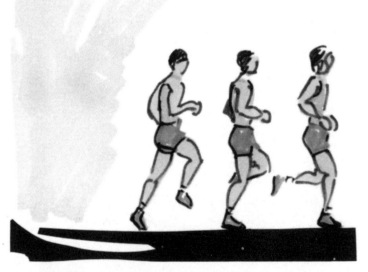

FIG. 4 Technique du pied posé à plat.

plat sur le sol. Le talon et les orteils touchent alors le sol en même temps. Cette technique ne permet pas de faire de grandes enjambées et par conséquent n'est pas aussi rapide et puissante que les deux premières façons de courir. Cependant, c'est une technique de jogging très simple et surtout très décontractée. Nous recommandons cette technique de jogging pour les personnes âgées dont les articulations, surtout celle de la cheville, sont quelque peu rigides et sensibles.

Précisons qu'il est peut être souhaitable pour les personnes très obèses de pratiquer une autre activité que le jogging pour se mettre en forme.

TABLEAU 1

RÔLE, AVANTAGES ET INCONVÉNIENTS DES 3 TYPES DE FOULÉES

Type de foulée	Rôle	Avantages	Inconvénients
1 — Foulée sur l'avant-pied	— Foulée utilisée pour les courses de vitesse	— Foulée très rapide et très puissante	— Foulée épuisante — Demande un entraînement intensif — Valable pour de courtes distances — Pas recommandée pour jogger
2 — Foulée talon-orteils	— Foulée utilisée pour des courses de moyennes et longues distances	— Foulée rapide — Foulée plus reposante que le premier type — Foulée recommandée pour jogger	— Foulée non efficace pour des courses rapides — Peut causer des douleurs si la personne est malhabile ou trop pesante
3 — Foulée du pied posé à plat	— Foulée utilisée pour faire de la course très légère, genre jogging	— Foulée qui demande peu d'effort — Foulée idéale pour les personnes âgées et/ou arthritiques — Foulée recommandée pour jogger	— Foulée peu rapide et peu puissante — Foulée très courte — Peut causer des douleurs si la technique laisse à désirer

Maintenant, c'est à vous de jouer!

Le poids de ces personnes devient un handicap sérieux lorsqu'il s'agit de jogger car, à chaque foulée, le pied risque d'attaquer trop durement le sol, provoquant ainsi une secousse plus ou moins forte ressentie au niveau inférieur de la colonne vertébrale. De telles mini-secousses ressenties plusieurs fois par minute, pendant plusieurs minutes, peuvent donner naissance à des complications orthopédiques.

Le tableau 1 résume le rôle des trois types de foulées que nous venons de décrire. Examinez bien ce tableau et expérimentez vous-même sur le terrain la technique qui convient le mieux à votre morphologie actuelle. Il n'y a pas de recettes parfaites, il faut choisir en connaissance de cause et selon ses besoins.

Position de la tête et du corps

La tête du jogger est droite et le regard porte loin en avant (20 à 30 mètres). Les joggers qui courent la tête presque entre les jambes ont souvent une foulée courte et saccadée.

La position générale du corps est droite comme lors de la marche. Beaucoup de néophytes joggent le corps trop incliné vers l'avant et il en résulte un travail musculaire plus important, une fatigue précoce et le risque de voir apparaître des troubles musculaires ou ligamentaires.

Les bras et les épaules

Il y a quelques points à surveiller en ce qui concerne le mouvement des bras et des épaules lors du jogging. Les voici:

1. En général, l'angle formé par le bras et l'avant-bras est de 90° (fig. 5).

2. Habituez-vous à relâcher le plus possible les bras, les épaules et les mains. Évitez les contractions musculaires inutiles (poings serrés, raideur dans les épau-

les, mouvements saccadés, etc.); cela augmente la dépense d'énergie et favorise l'apparition de crampes.

3. Evitez de croiser les bras devant la poitrine car vous faites tourner le tronc. Ce mouvement superflu active les muscles latéraux du tronc, lesquels devraient être au repos (fig. 5).

4. Dites-vous que c'est le coude qui avance et recule et non pas l'épaule. Il y a des «joggers» qui avancent et reculent constamment les épaules. Imaginez la dépense d'énergie! (Fig. 5).

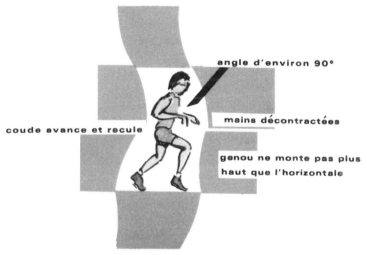

angle d'environ 90°

coude avance et recule

mains décontractées

genou ne monte pas plus haut que l'horizontale

FIG. 5   Quelques détails à surveiller pendant le jogging.

5. Ne montez pas l'avant-bras trop haut. Le mouvement de l'avant-bras qui monte jusqu'à la partie haute de la poitrine est suffisant (fig. 5).

Hauteur des genoux

Avant la pose du pied au sol, le genou ne monte pas plus haut que 90° (fig. 5). Cependant, l'angle formé au niveau du genou variera selon les individus; chacun trouvera l'angle qui lui conviendra le mieux. Lorsque le pied quitte le sol, il n'est pas nécessaire de monter le talon jusqu'aux fesses; c'est là une exagération tout à fait inutile et pas du tout esthétique!

La coordination de tous ces mouvements (tête, bras, épaules, actions des jambes) s'acquiert facilement avec la pratique. Lors de vos premières séances de jogging, demandez à un (e) de vos amis (es) ou encore à l'éducateur physique responsable du groupe d'examiner votre style de jogging. C'est la meilleure façon de corriger dès le début une mauvaise technique de jogging.

S'il y a belle lurette que vous êtes sédentaire, il est possible que les premières séances de jogging soient quelque peu difficiles (surtout pour les chevilles et les muscles des jambes). Toutefois, si vous suivez les conseils que l'on donne dans le cadre de cet ouvrage, vous passerez sans trop de peine à travers cette période d'adaptation tout à fait normale. A bonne technique, bonne foulée!

Comment respirer lors du jogging

La façon de respirer lorsqu'on fait du jogging est fort simple. La voici:

1. Respirez (inspiration et expiration) par la bouche parce qu'ainsi vos poumons recevront plus d'air et expulseront aussi plus d'air vicié. Toutefois, la respiration par la bouche assèche celle-ci. Le fait que de grandes quantités d'air circulent à travers la bouche et cela à un rythme accéléré provoque l'assèchement des muqueuses de la bouche et de la gorge. Pour régler ce petit inconvénient, il faut saliver un peu, puis déglutir. Une petite gorgée d'eau fraîche de temps à autre (s'il y a une fontaine ou encore si vous portez une réserve d'eau) viendra rafraîchir la bouche et la gorge. Si vous

êtes habitué à inspirer par le nez et à expirer par la bouche et que tout va bien ainsi, gadez cette méthode.

2. Plusieurs entraîneurs ont suggéré et suggèrent encore un rythme respiratoire contrôlé et imposé à l'organisme. Inspirer sur 2 pas, puis expirer sur 3 pas ou encore inspirer sur 3 pas et expirer sur 3 pas, etc. sont des exemples de rythmes respiratoires contrôlés et imposés. Des études récentes ont démontré que l'imposition d'un rythme respiratoire n'est pas plus efficace que le rythme respiratoire naturel. Mais qu'est-ce que le rythme respiratoire naturel? C'est tout simplement le rythme respiratoire qu'impose à l'organisme le système coeur-poumons lorsque l'on doit accomplir un effort physique.

Ainsi, on n'a donc pas besoin de penser à sa respiration lorsque l'on fait du jogging. L'organisme, faites lui confiance, va s'occuper de régulariser la situation. Si l'effort est important, le rythme respiratoire va s'ajuster en conséquence. Pas compliqué tout cela, mais efficace tout de même.

Alors, si jamais un «jogger-locomotive» passe devant vous, ne vous posez pas de question; la méthode naturelle est aussi bonne que la sienne. Ajoutons qu'une fois de temp à autre, on peut prendre une bonne inspiration suivie d'une expiration forcée afin d'éliminer le surplus de gaz carbonique (CO_2) dans les poumons. En un mot, respirez au «naturel» et tout ira bien.

Chapitre 6
Crampes, points de côté, courbatures, etc.

Rares sont les individus qui n'ont pas ressenti un jour ou l'autre en pratiquant le jogging le fameux point de côté ou bien la douleur lancinante derrière la cheville ou encore la douleur aiguë, semblable à une série de piqûres, sur le devant de la jambe. Ces malaises qui importunent l'adepte du jogging sont la plupart du temps des malaises mineurs et de courte durée. Ils sont presque inévitables, surtout pour les individus sédentaires de longue date. C'est, si l'on veut, l'envers de la médaille du jogging. Toutefois, le bilan comparatif des avantages versus les inconvénients du jogging démontre clairement que le jeu en vaut la chandelle. Nous ne connaissons pas beaucoup d'individus qui ne seraient pas prêts à endurer les petits inconforts (temporaires) du jogging pour avoir un coeur solide, des artères vivantes, des poumons vigoureux et un bien-être accru.

L'adaptation: une période nécessaire et normale

Nous en avons parlé dans le chapitre 4; l'adaptation de l'organisme face à une situation (lire: stress) nouvelle est inévitable. Heureusement, l'espèce humaine est dotée d'une grande capacité d'adaptation. Sans cette capacité d'adaptation l'homme occidental serait en bien mieux état; incapable d'affronter le rythme, parfois quasi dément, de la vie moderne, incapable de s'habituer à la pollution de l'air, incapable de suivre la cadence du changement technologique et des transformations sociales, incapable de se recycler à temps, etc.

Le néophyte qui s'adonne à la pratique du jogging doit être conscient que tôt ou tard son organisme devra passer à travers une période d'adaptation. (fig. 1). Le muscle qu'on

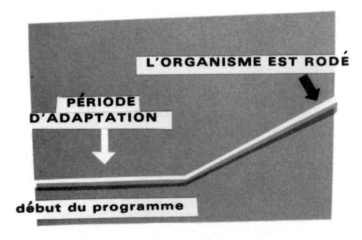

FIG. 1 La période d'adaptation dure en moyenne de deux à quatre semaines selon l'âge et le niveau de la condition physique de l'individu.

a dorloté, mais au repos depuis tant d'années et que soudain on remet au travail, réagit et même se plaint. Si la transition entre l'état sédentaire et l'état actif se fait en douceur et progressivement, la réaction musculaire sera modérée. Par contre, si la transition est brusque, la réaction musculaire peut être douloureuse.

IL NE FAUT PAS BRUSQUER LES CHOSES. Combien de fois, hélas! des individus brûlent encore les étapes. Nous pouvons citer l'exemple d'individus, physiquement inactifs depuis plusieurs années, qui joggaient déjà pendant 15 minutes et faisaient même des «sprints» et cela seulement après quelques séances de conditionnement physique. A leur décharge, il faut préciser que certains responsables du conditionnement physique pour adultes augmentent trop rapidement la période de jogging des groupes dont ils ont la charge.

Le but du présent chapitre est de présenter sommairement les principaux problèmes d'origine musculaire, ligamentaire * ou osseuse associés à la pratique du jogging. Nous espérons que cette information fera prendre conscience aux adeptes du conditionnement physique de l'importance de se tracer un programme de conditionnement physique qui soit PROGRESSIF et ADAPTÉ à leurs besoins et à leurs capacités actuels.

Les conseils et les commentaires qui suivent ne doivent pas être considérés comme des prescriptions médicales. Si le problème est sérieux, il est recommandé de consulter son médecin.

La douleur sur le côté

La fameuse douleur sur le côté (habituellement localisée juste au-dessous de la cage thoracique) est sans aucun doute

---

* Ligamentaire vient de ligament: un ligament est constitué de fibres conjonctives serrées et résistantes reliant les os au niveau des articulations.

la douleur la plus répandue et la plus connue parmi les adeptes du conditionnement physique (fig. 2). Même les super-entraînés la ressentent quelquefois. La cause exacte du point de côté n'est pas encore connue. Plusieurs hypothèses ont été avancées. Il semblerait que la douleur sur le côté soit causée par les contractions involontaires et saccadées des muscles contribuant à la respiration.

Même si on ne s'en rend pas toujours compte, les muscles respiratoires, lors du jogging, doivent fournir un effort intense, soutenu et prolongé. En effet, pendant l'effort le rythme de la respiration s'accélère et s'accentue, ce qui augmente la consommation d'oxygène des muscles respiratoires.

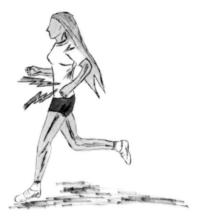

FIG. 2   Localisation du point de côté.

Si l'apport en oxygène est insuffisant, cela provoque des spasmes (contractions violentes et involontaires) au niveau de certaines fibres musculaires causant ainsi, semble-t-il, la douleur. Il semblerait aussi que la douleur sur le côté soit reliée au fait que certains ligaments de la cage thoracique sont violemment étirés lorsque la respiration est rapide et profonde. Quoiqu'il en soit, la douleur est là et on aimerait bien la faire disparaître. Que faire alors?

Il n'y a pas de trucs miracles. Nous vous suggérons de procéder de la façon suivante lorsque vous avez un point de côté:

1) diminuer la vitesse de votre jogging;
2) masser avec la main l'endroit douloureux;
3) si la douleur persiste et même s'intensifie, il vaut mieux alors marcher et faire des flexions du tronc en avant et sur le côté;
4) si le point persiste, essayez la méthode suivante: cessez de courir, arrêtez-vous et levez le genou (gauche si la douleur est sur le côté gauche et vice versa) à la hauteur de la poitrine et gardez cette position pendant environ 10 secondes (fig. 3a), puis marchez un peu. Dans certains cas, la douleur disparaît comme par enchantement; il est possible que ce soit votre cas;
5) si vous avez une douleur de chaque côté, prenez la position illustrée dans la figure 3b.

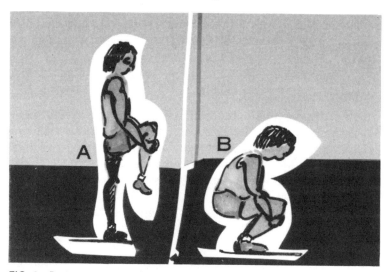

FIG. 3   Petits trucs pour diminuer la douleur sur le côté (voir texte).

Les courbatures

Les courbatures sont des douleurs musculaires qui apparaissent en général quelque 15 heures après un exercice vigoureux. Les premières séances d'un programme de conditionnement provoquent infailliblement ce genre de douleurs. Astrand et Rodahl expliquent la cause des courbatures de la façon suivante: «Cette douleur est probablement provoquée par des lésions intéressant particulièrement le tissu conjonctif au niveau du muscle et de son insertion sur le tendon. Secondairement l'histamine et d'autres substances sont produites; elles déterminent l'apparition d'un oedème douloureux.» (1) Les courbatures partent d'elles-mêmes après quelques jours. Pas besoin de vous frictionner avec les produits miracles(?) moussés par la publicité. Si la progression dans les exercices est lente et adaptée aux capacités actuelles de l'individu, les courbatures seront, en intensité et en durée, beaucoup moins prononcées.

A l'inverse, si vous débutez en lion alors que vos muscles ne sont pas préparés à un tel effort, vous êtes assuré d'être joliment courbaturé le lendemain, ce qui n'est pas toujours drôle.

Les crampes musculaires

La crampe est une contraction violente, répétitive et involontaire du muscle. Normalement, c'est nous qui contrôlons la contraction et le relâchement de nos muscles. La crampe apparaît lorsque le muscle refuse de se relâcher. Nous savons que le sel et le calcium jouent un rôle important dans la contraction et la décontraction du muscle. Une perte excessive de sel lors d'un effort prolongé (sudation importante) semble favoriser l'apparition de crampes. Si vous avez

---

(1) Astrand, P.O., Rodahl, K., *Manuel de physiologie de l'exercice musculaire*, 1973.

une crampe, massez l'endroit douloureux et étirez le muscle; la crampe devrait disparaître assez rapidement. Pour ce qui est du sel perdu lors d'un effort prolongé (plus de 90 minutes), la diète quotidienne suffit habituellement pour remplacer ce sel.

Les ampoules

Pour le «jogger», les ampoules sont localisées derrière le talon, sous le pied ou encore sur le côté du pied. Des souliers trop serrés et des bas non appropriés (par exemple des bas qui ont tendance à descendre facilement) favorisent l'apparition d'ampoules. Si vous avez une ampoule qui n'est pas crevée, il faut la crever en utilisant une pointe stérilisée et vider l'ampoule de son liquide. N'enlevez pas la peau qui couvre l'ampoule. Laissez cette peau devenir sèche, cela permettra à la nouvelle peau d'être mieux protégée pendant qu'elle se forme.

Entorse de la cheville

Une entorse, communément appelée une foulure, résulte de l'étirement, avec ou sans déchirure, d'un ligament (fig. 4). L'entorse de la cheville survient la plupart du temps lorsqu'une personne se «tourne la cheville». Citons le cas du «jogger» qui coure sur un terrain accidenté lorsque brusquement il se vire la cheville en mettant le pied sur une roche.

Signes: 1) douleur très vive à la cheville;
2) accompagnée peu de temps après d'un oedème douloureux.

Traitement:
1) appliquez le plus tôt possible de la glace sur la cheville;
2) diminution des activités physiques pour quelques jours. Si la douleur et l'enflure persistent, consultez un médecin.

117

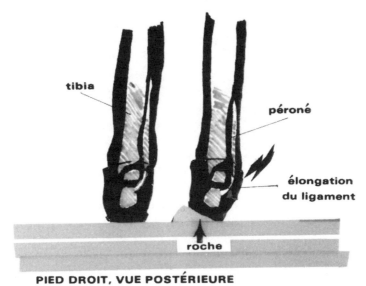

tibia

péroné

élongation
du ligament

roche

PIED DROIT, VUE POSTÉRIEURE

FIG. 4   Illustration d'un cas d'entorse avec élongation du ligament.

Inflammation du tendon d'Achille (tendinite)

L'inflammation du tendon d'Achille cause la douleur ressentie derrière le talon (fig. 5a). Un coup ou un stress physique inhabituel (par exemple le jogging pour un sédentaire) peuvent provoquer l'inflammation du tendon d'Achille.

Signes: douleur localisée derrière la cheville lors de la marche ou de la course. Région souvent très sensible au toucher.

Traitement:

    1) repos complet de la cheville atteinte aussi longtemps que la douleur n'est pas complètement disparue;

    2) application quotidienne de sacs de glace sur le tendon;

3) si la douleur persiste (même après 10-12 jours de repos) consultez un médecin.

Note: la douleur derrière la cheville n'est pas toujours causée par une inflammation du tendon d'Achille. La douleur provient parfois d'une bursite, c'est-à-dire une inflammation de la bourse (sac contenant un liquide séreux appelé sinovie). Les femmes habituées à porter des souliers à talons hauts et qui s'adonnent à la pratique du jogging (port de souliers sans talons) peuvent être victimes de ce type d'inflammation (fig. 5b). La partie arrière de la cheville est souvent enflée et très sensible au toucher. Le repos, l'application quotidienne de glace et l'achat de bons souliers de jogging aident à la guérison. Si la douleur et l'oedème persistent, consultez alors un médecin.

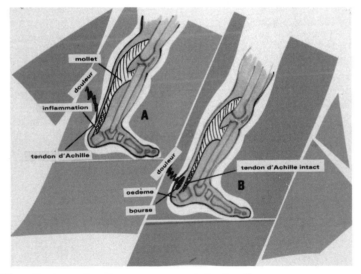

FIG.5 Douleurs dans la partie arrière de la cheville:
a) inflammation du tendon d'Achille (tendinite)
b) inflammation d'une bourse (bursite)

Douleurs dans la partie antérieure de la jambe

Il arrive que des personnes se plaignent de douleurs localisées sur la partie antérieure de la jambe (fig. 6). Une mauvaise technique de jogging (attaquer le sol trop durement avec le talon par exemple), une piste de jogging à surface dure (ciment, asphalte) et petite (obligation de tourner souvent) peuvent provoquer ce genre de douleurs.

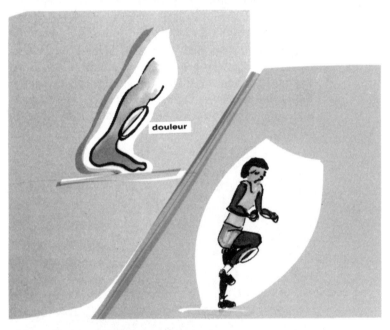

douleur

FIG. 6   Douleur sur le devant de la jambe.

Signe: douleur localisée sur le devant de la jambe lors de la marche ou du jogging.

Traitement:

1) repos complet pour une période de 2 à 3 semaines, c'est-à-dire tant que la douleur n'est pas disparue;

2) si, malgré le repos, la douleur persiste, consultez un médecin; vous souffrez peut-être alors d'une inflammation du périoste (membrane externe de l'os);

3) si, après guérison, vous recommencez votre jogging et que la douleur réapparaît, il serait peut-être plus sage de pratiquer une autre activité que le jogging (par exemple la bicyclette) pour vous mettre en forme.

Douleurs et malaises dans le genou

Le genou est une articulation complexe, comprenant des ligaments inter-osseux, deux ménisques et des tendons.

Autrement dit, lorsque l'on ressent une douleur ou un malaise inhabituel au niveau du genou il faut prendre garde. Si la douleur ou le malaise persiste et s'intensifie, il serait sage alors de consulter un médecin. Les personnes qui ont dû subir des opérations chirurgicales (ménisques enlevés, transplantations de tendons, etc.) devraient prévenir le responsable de leur programme de conditionnement physique ou suivre les conseils de leur médecin traitant.

Douleur dans le bas du dos

L'inactivité physique, une mauvaise posture et une faible musculature dorsale et abdominale contribuent de diverses façons à cette fameuse douleur ressentie dans la partie basse du dos et qui assaille plusieurs milliers de personnes.

Traitement et précautions

1) renforcer les muscles abdominaux afin de stabiliser la posture (lire: le bassin);

2) étirer la musculature du dos;

3) si vous êtes très gras (ventre proéminent), évitez le jogging rapide (à cause des secousses répétitives) et

hâtez-vous de diminuer votre masse de graisse;
4) évitez les exercices qui accentuent la bascule du bassin vers l'avant (fig. 7 et chap. 11);
5) revoyez le chapitre 2 (la posture).

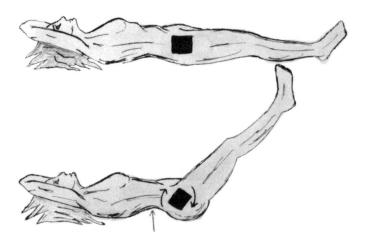

FIG. 7   Illustration de la bascule avant du bassin.

Coup de chaleur

Le coup de chaleur est le dérèglement complet du mécanisme qui contrôle la température du corps. Le coup de chaleur peut être mortel. Il survient lors d'une sudation excessive laquelle conduit à une perte importante d'eau et de sel. Le fonctionnement de la cellule est alors débalancé. Lorsque vous faites un effort prolongé (par exemple, jogger pendant plus de 90 minutes), vous produisez beaucoup de chaleur. L'organisme possède des mécanismes qui permettent au corps d'éviter une surchauffe (fig. 8). Parmi ces mécanismes il y a la sudation. Transpirer permet à l'organisme de perdre de la chaleur et de maintenir ainsi l'équilibre thermique. Toutefois, si vous transpirez beaucoup, vous pouvez perdre l'équivalent de plusieurs pintes d'eau (5 à 15 pintes ou environ 6 à 17 litres!) ainsi qu'une certaine quantité de sel (la sueur est salée). Il est important de remplacer cette eau perdue, autrement c'est la déshydratation et dans ces circonstances, le coup de chaleur peut survenir. Pour ce qui est du sel perdu, la diète quotidienne est suffisante dans la plupart des cas.

Malheureusement, plusieurs personnes remplacent le sel perdu en prenant des tablettes de sel (tablette de saumure). Cette pratique est valable si vous avez perdu beaucoup d'eau (8 pintes d'eau et plus ou plus de 9 litres). En général, les personnes qui font du conditionnement physique ne perdent pas autant d'eau. L'ingestion massive de sel dans ces conditions peut nuire au bon fonctionnement de la cellule en plus de causer des nausées et des vomissements dans certains cas. Signalons qu'on peut calculer la perte d'eau lors d'une activité physique. Il suffit tout simplement de se peser avant et après l'effort physique. La différence en livres indique la perte d'eau (une pinte d'eau pèse 1 livre).

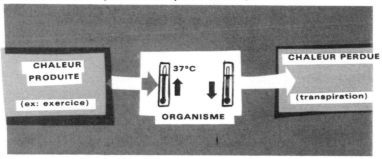

FIG. 8 Lorsque vous travaillez, l'organisme produit plus de chaleur. L'organisme met en branle alors certains mécanismes (dont la transpiration) qui permettent de dissiper la chaleur produite et de maintenir la température du corps à près de 37° C.

Avant le coup de chaleur, la personne ressent certains malaises associés à une augmentation de la température du corps. Ce sont des signes avant-coureurs et il est utile de les connaître. Les voici: maux de tête, confusion, démarche chancelante, puis perte de conscience. Si la température dépasse 105° F (40° C) la mort peut survenir ...

Que faire si une personne présente ces symptômes?

1. il faut AGIR TRÈS RAPIDEMENT en enlevant d'abord tous les vêtements;
2. refroidir immédiatement la personne: objets froids, glace et, s'il le faut, douche ou bain froid;
3. on doit appeler l'ambulance afin que la personne soit transportée à l'hôpital;
4. pendant le trajet vers l'hôpital, de l'eau froide (en utilisant des serviettes ou des éponges) doit être continuellement et généreusement appliquée.

Un dernier conseil, si vous faites du jogging à l'extérieur ou à l'intérieur, méfiez-vous des endroits très chauds (plus de 29° C) et très humides (plus de 70% d'humidité). Lorsque le taux d'humidité est très élevé, l'évaporation de la sueur à la surface de la peau se fait moins bien, emprisonnant ainsi à l'intérieur du corps la chaleur produite, ce qui est à éviter.

Chapitre 7
Vêtements et souliers pour le jogging

Le jogging, en plus d'être une activité physique à la portée de presque tout le monde, est sans doute une des activités physiques parmi les moins dispendieuses à pratiquer. Pas besoin de vêtements et d'équipement onéreux. Une bonne paire d'espadrilles et de légers vêtements suffisent. Mais quoi porter au juste?

Les vêtements

Les vêtements pour le jogging doivent être légers, souples et amples. Les vêtements serrés (par exemple les collants) sont à proscrire parce qu'ils dissipent mal la chaleur produite lors d'un travail musculaire. Les tenues vestimentaires que nous vous suggérons tiennent compte des différentes conditions dans lesquelles le «jogger» peut s'entraîner.

Jogging intérieur: température entre 65° F (18° C) et 75° F (24° C)

Les vêtements suggérés sont les suivants:

une paire de culottes légère et ample, une paire de bas de laine ou un mélange d'acrylique et de laine (couleur blanche), un chandail léger (en coton) à bretelles ou à manches courtes (voir fig. 1).

chandail léger (manches courtes)
culotte légère et ample
bas de laine blancs

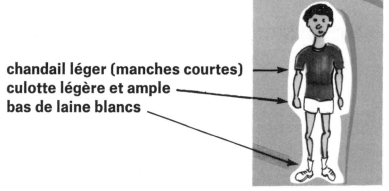

FIG. 1   Tenue de jogging suggérée pour l'intérieur et pour temps chaud.

Le bas de laine est suggéré pour deux raisons:
1) parce qu'il absorbe bien la sueur, empêchant ainsi le pied de trop bouger dans le soulier;
2) parce qu'il conserve la cheville bien au chaud.

Quant à la couleur blanche, elle minimise les risques d'infections s'il y a une blessure au pied (coupures, éraflures, ampoules, etc.). Ajoutons que les femmes devraient porter un soutien-gorge lorsqu'elles font du jogging, autrement les supports naturels du sein (ligaments surtout) risquent de subir une trop forte pression et de s'affaiblir.

Jogging extérieur: température entre 65° F (18° C) et 80° F (27° C)

Si vous avez l'occasion (pour ne pas dire la chance) de jogger sur une piste extérieure par une belle journée d'été nous vous suggérons alors la même tenue vestimentaire que

126

pour le jogging en salle. S'il fait très chaud et que vous êtes sensible aux rayons du soleil, coiffez-vous d'un chapeau léger et bien aéré. Méfiez-vous des journées très chaudes (84° F ou 29° C et plus) et très humides (70% et plus).

Le lecteur aura sans doute remarqué que nous n'avons pas suggéré jusqu'à maintenant le port d'un survêtement pour le jogging. Le fait est que le survêtement n'est pas du tout nécessaire lorsque la température ambiante est douce.

Malheureusement, il y a encore des gens qui croient que porter un survêtement ou autres vêtements chauds aide à faire maigrir parce qu'ils vont suer davantage. La vérité est que lorsqu'une personne sue, elle perd de l'eau et un peu de sel, mais pas de la graisse. Ce qui trompe les gens qui agissent ainsi c'est qu'ils se pèsent après leur séance de conditionnement physique et constatent qu'ils ont perdu 2 ou 3 livres (environ 1 kg). A 99% près, cette perte de poids résulte d'une perte d'eau. Le chapitre 10 aborde toutes ces questions d'une façon plus détaillée.

En conclusion, retenons pour l'essentiel que le port de vêtements chauds (survêtements, collants, bas-culotte, etc.) active la sudation mais ne permet pas une évaporation efficace de la sueur. Or comme la chaleur ne peut être adéquatement dissipée à la surface de la peau, c'est la température interne du corps qui augmente dans ces conditions (rappelez-vous lorsque le moteur de l'auto surchauffe!) rendant ainsi l'exercice physique désagréable parce que vous avez trop chaud.

Jogging par temps frais: température entre 40° F (4° C) et 65° F (18° C)

Si vous êtes une personne frileuse, portez alors un survêtement.

Jogging par temps froid: température entre 35° F (2° C)
et 10° F (—23° C)

Là c'est plus sérieux mais pas question de cesser le
jogging à cause du froid, sauf s'il y a des contre-indications
médicales. Il suffit de s'habiller en conséquence, c'est-à-dire
chaudement mais le plus légèrement possible (Fig. 2).

Jogger par temps froid est agréable, mais après la séance de jogging, il est souhaitable de rentrer à la maison; les
refroidissements, vous l'aurez compris, sont à éviter!

NOTE: 1) S'il vente fort ou bien qu'il fait très froid, il est souhaitable
de s'abstenir car l'air froid qui passe en grande quantité à
travers les voies respiratoires peut "froisser" la délicatesse
des milliers de petits sacs (les alvéoles) où se font les échanges gazeux;
2) Autre conseil: couvrez-vous la tête et mettez-vous de l'huile
sur le visage.

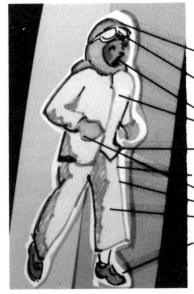

tuque simple ou avec cagoule (s'il
fait très froid)

lunettes protectrices (empêchant
d'avoir la larme à l'oeil!)

huile protectrice sur le visage

coupe-vent en nylon (anorak doublé
avec capuchon)

sous-vêtements en coton (bien
aérés)

survêtement en coton

mitaines ou gants de laine

bas de combinaison en lainage léger

pantalon léger et ample (pour cou-
per le vent et le froid si nécessaire)

souliers de jogging + 1 ou 2 paires
de bas de laine

FIG 2 Tenue de jogging suggérée
pour temps froid.

Jogging par temps pluvieux

Bien que peu nombreux, il existe quelques mordus du jogging qui continuent leur programme coûte que coûte même s'il pleut. S'il s'agit d'une pluie fine et légère, on enfile alors un anorak bien imperméabilisé; on se couvre la tête et on «jogge». Toutefois, si la pluie est abondante, on a beau alors être un passionné du jogging, il vaut mieux dans ces conditions s'abstenir.

Les espadrilles

Un des premiers conseils que l'on devrait donner à une personne (surtout si c'est une personne âgée et sédentaire) qui veut pratiquer le jogging, c'est de se procurer une bonne paire d'espadrilles. Malheureusement nous savons à quel point les gens qui joggent se foutent de leurs pieds jusqu'à ce que ceux-ci se plaignent et avec raison de l'insouciance de leur maître. Qu'on y pense un peu. Ce sont les pieds qui, à chaque foulée, frappent le sol. Si votre technique de jogging n'est pas à point et qu'en plus vous portez des souliers mis en solde à $1.99, imaginez alors le sort que vous réservez à vos pauvres pieds qui suent et souffrent comme des damnés à subir votre poids et votre manque de raffinement technique! Vos pieds, c'est clair, doivent être mieux traités si vous voulez courir sans traîner toutes sortes de petits malaises qui affaiblissent parfois gravement la motivation. L'*homo modernicus* a les pieds fragiles parce que ces derniers ne subissent plus les stress physiques d'antan; il faut donc les protéger.

Caractéristiques d'un bon soulier de jogging

Depuis quelques années, plusieurs nouveaux modèles d'espadrilles ont fait leur apparition sur le marché. Les prix de ces différents modèles varient entre $5.00 et $30.00 en moyenne. Pour le profane, c'est devenu une petite jungle où il devient de plus en plus difficile de distinguer le bon soulier de la camelote. Pour vous aider à faire un meilleur choix, la figure 3 donne la liste des caractéristiques d'un bon soulier de jogging.

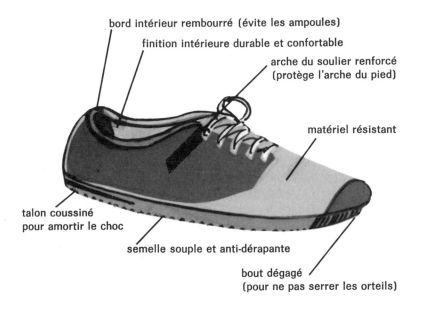

bord intérieur rembourré (évite les ampoules)

finition intérieure durable et confortable

arche du soulier renforcé
(protège l'arche du pied)

matériel résistant

talon coussiné
pour amortir le choc

semelle souple et anti-dérapante

bout dégagé
(pour ne pas serrer les orteils)

FIG. 3   Caractéristiques d'un bon soulier de jogging.

Modèles suggérés

Nous vous suggérons quelques marques d'espadrilles: Adidas SL-72, Nike en nylon, Patrick, Pony. Vous pouvez vous procurer ces souliers dans la plupart des magasins d'articles de sport. Les prix varient entre $20 et $30. Ces montants peuvent paraître élevés pour certaines personnes. Coupez alors sur l'achat d'un survêtement; de bons souliers de jogging sont prioritaires à un survêtement de $35.00.

Pour ceux et celles qui ont les pieds plats (fig. 4), il est fortement recommandé de consulter un orthopédiste avant d'acheter une paire d'espadrilles. L'orthopédiste sera en mesure de vous prescrire un modèle de souliers approprié à la condition de vos pieds.

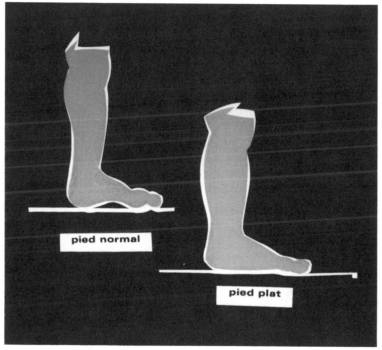

FIG. 4   Pied plat.

Chapitre 8
Seuil d'entraînement pour le jogging

Nous avons vu antérieurement les principes qui sont à la base de tout programme de conditionnement physique (chap. 4). Parmi ces principes, il y a celui de la surcharge, le plus important de tous. C'est de l'application de ce principe au jogging dont nous allons maintenant discuter.

Surcharge ou seuil d'entraînement

L'effet le plus important du jogging sur l'organisme est l'amélioration de l'efficacité du système de transport de l'oxygène (STO) intimement lié à l'endurance aérobie. Une des conditions essentielles pour que se réalise l'amélioration du STO est l'application du principe de la surcharge ou seuil d'entraînement. Ainsi pour que l'endurance aérobie augmente, il faut que le STO soit sollicité plus intensément qu'il ne l'est habituellement.

Mais comment peut-on savoir si l'on travaille suffisamment? Nous savons que le principe de la surcharge comprend

4 variables (chapitre 4). Le tableau 1 rappelle ces 4 variables et les apparente à une activité physique bien précise: le jogging.

TABLEAU 1

LES QUATRE VARIABLES DE LA SURCHARGE ET LE JOGGING

1 — La FORME de la surcharge → Est-ce du jogging continu et prolongé ou du jogging intermittent?

2 — L'INTENSITÉ de la surcharge → Dois-je courir lentement ou rapidement?

3 — La DURÉE de la surcharge → Dois-je courir 30 secondes ou 10 minutes?

4 — La FRÉQUENCE d'application → Dois-je faire mon jogging une fois par semaine ou 3 fois par semaine? Pendant combien de semaines dois-je courir?

Pour répondre à la question «travaille-t-on suffisamment?» il nous faut répondre à chacune des questions du tableau 1.

La forme de la surcharge

Nous allons étudier le cas du jogging continu (sans période de récupération) et prolongé (plus de 5 minutes). Le jogging intermittent fera l'objet d'une analyse détaillée dans le prochain chapitre (chap. 9).

L'intensité de la surcharge

Il existe une méthode simple et facile pour évaluer l'intensité de l'effort physique lors du jogging. Il s'agit de la mesure de la fréquence cardiaque pendant l'effort (FcE). La figure 1 illustre la relation qui existe entre la fréquence cardiaque (Fc) et l'intensité de l'effort lors d'un travail musculaire. Plus l'intensité de l'effort est élevée, plus la Fc est élevée. Il faut souligner ici que plusieurs facteurs autres que l'exercice physique même peuvent influencer la FcE. Par exemple le fait de fumer, de boire de l'alcool ou encore de prendre un repas substantiel juste avant la séance d'exercices physiques augmente la Fc au repos et aussi la FcE. Une journée riche en émotions de toutes sortes peut augmenter aussi la Fc au repos. A l'exception des études spécialisées ou des tests de laboratoire qui mesurent la consommation d'oxygène et s'en servent comme indice d'intensité, l'utilisation de la FcE pour quantifier le degré de sévérité du jogging demeure une méthode valable à la portée de tout le monde.

Calcul de la fréquence cardiaque à l'effort (FcE)

Avant d'aborder la question du calcul de la FcE, il faut savoir ce qu'on entend par fréquence cardiaque maximale (Fc max). La Fc max est le rythme le plus rapide auquel peut battre le coeur lorsqu'il est soumis à un effort maximal. Voyons maintenant comment on peut calculer la FcE.

La méthode la plus simple pour déterminer le nombre de battements cardiaques nécessaires pour améliorer le STO est celle qui consiste à multiplier la Fc max par un pourcentage établi selon des critères scientifiques. Ce pourcentage varie, selon la plupart des études, entre 75% et 85% de la Fc max. Signalons que la National Jogging Association, une

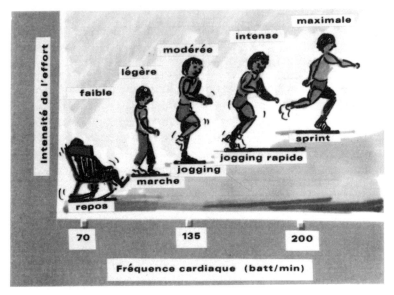

FIG. 1   Relation entre la fréquence cardiaque et l'intensité de l'effort.

des plus importantes associations regroupant les adeptes du jogging en Amérique du Nord, recommande à ses membres d'utiliser 75% et 85% de leur Fc max comme indice de l'intensité de travail (seuil d'entraînement).

Il existe une autre méthode pour calculer la FcE; la méthode de Karvonen. Cette méthode utilise en plus de la Fc max la Fc au repos. Voici la formule:

(Fc max — Fc repos) X 60% = seuil d'entraînement

Cependant nous préférons la première méthode, car celle de Karnoven implique la mesure de la Fc au repos, mesure qui doit être faite dans des conditions très standardisées (sujet debout, à jeûn et non excité). De plus, la première méthode exige moins d'opérations arithmétiques et est aussi valable que celle de Karnoven.

Pour répondre à la question «Dois-je courir lentement ou rapidement?» il suffit de calculer votre FcE (voir tableau 2), puis de trouver le rythme de jogging qui va vous permettre d'atteindre cette FcE.

Facteur âge et la condition physique

Lorsque vous calculez votre FcE, il faut tenir compte de votre âge et de votre niveau de condition physique. Le tableau 2 montre la Fc max selon l'âge et le niveau de condition physique. Examinez bien ce tableau. Deux faits en ressortent:

1) plus on vieillit, plus la Fc max diminue (cause encore inconnue);
2) une bonne condition physique retarde la diminution de la Fc max.

Voici un exemple tiré du tableau 2 et qui illustre ces deux faits:

Âge	Mauvaise C.P.*	Moyenne C.P.	Bonne C.P.
30	190	193	191
60	158	172	175

* C.P. signifie condition physique.

Le tableau 2 donne en plus les valeurs de la FcE obtenues à partir de la formule:

$$FcE = Fc\ max \times 75\% - 85\%$$

TABLEAU 2

VALEURS DE LA FRÉQUENCE CARDIAQUE À L'EFFORT (FcE) SELON L'ÂGE ET LA CONDITION PHYSIQUE

A - ÂGE	CONDITION PHYSIQUE	
	Fc max†	FcE††
20	201	(38-43) *
21	199	(37-42)
22	198	(37-42)
23	197	(37-42)
24	196	(37-41)
25	195	(36-41)
26	194	(36-41)
27	193	(36-41)
28	192	(36-41)
29	191	(36-40)

Note: jusqu'à 30 ans les variations de la Fc max en fonction de la condition physique ne sont pas assez importantes pour les inclure dans le calcul de la FcE. C'est pour cette raison que nous vous donnons une seule FcE pour ce groupe d'âge.

B - ÂGE	CONDITION PHYSIQUE					
	Faible et très faible		Moyenne		Bonne	
	Fc max	FcE	Fc max	FcE	Fc max	FcE
30	190	(36-40)	193	(36-41)	191	(36-40)
31	189	(35-40)	193	(36-41)	191	(36-40)
32	188	(35-40)	192	(36-41)	190	(36-40)
33	187	(35-40)	191	(36-40)	189	(35-40)
34	186	(35-39)	191	(36-40)	189	(35-40)
35	184	(34-39)	190	(36-40)	188	(35-40)
36	183	(34-39)	189	(35-40)	188	(35-40)
37	182	(34-39)	189	(35-40)	187	(35-40)
38	181	(34-38)	188	(35-40)	187	(35-40)
39	180	(34-38)	187	(35-40)	186	(35-39)
40	179	(33-38)	186	(35-39)	186	(35-39)
41	178	(33-38)	186	(35-39)	185	(35-39)
42	177	(33-38)	185	(35-39)	185	(35-39)
43	176	(33-37)	184	(34-39)	185	(35-39)
44	175	(33-37)	184	(34-39)	184	(34-39)
45	174	(33-37)	183	(34-39)	183	(34-39)
46	173	(32-37)	182	(34-39)	183	(34-39)

47	172	(32-36)	181	(34-38)	182	(34-39)
48	171	(32-36)	181	(34-38)	182	(34-39)
49	170	(32-36)	180	(34-38)	181	(34-38)
50	168	(31-36)	179	(33-38)	180	(34-38)
51	167	(31-35)	179	(33-38)	180	(34-38)
52	166	(31-35)	178	(33-38)	179	(33-38)
53	165	(31-35)	177	(33-38)	179	(33-38)
54	164	(31-35)	176	(33-37)	178	(33-38)
55	163	(30-35)	176	(33-37)	178	(33-38)
56	162	(30-34)	175	(33-37)	177	(33-38)
57	161	(30-34)	174	(33-37)	177	(33-38)
58	160	(30-34)	174	(33-37)	176	(33-37)
59	159	(30-34)	173	(32-37)	176	(33-37)
60	158	(30-33)	172	(32-36)	175	(33-37)
61	157	(29-33)	172	(32-36)	175	(33-37)
62	156	(29-33)	171	(32-36)	174	(33-37)
63	155	(29-33)	170	(32-36)	174	(33-37)
64	154	(29-33)	169	(32-36)	173	(32-37)
65	152	(29-32)	169	(32-36)	173	(32-37)
66	151	(28-32)	168	(31-36)	172	(32-36)
67	150	(28-32)	167	(31-35)	171	(32-36)
68	149	(28-32)	167	(31-35)	171	(32-36)
69	148	(28-32)	166	(31-35)	170	(32-36)
70	147	(27-31)	165	(31-35)	170	(32-36)

† FcMax signifie fréquence cardiaque maximale

†† FcE signifie fréquence cardiaque à l'effort établie à partir de la formule suivante: Fc max X 75% — 85% = FcE

* Les chiffres entre parenthèses sont les valeurs de la FcE pour 15 secondes. Pour avoir la FcE pendant 60 secondes, multipliez par 4.

Source: Les Fc max proviennent de K.H. Cooper, *Communication présentée lors du congrès de l'ACSM* à Knoxville, Tenn., U.S.A., 1974.

Pour bien comprendre le tableau 2, prenons le cas de Paul. Celui-ci a 55 ans et, selon des tests, sa condition physique est dans la moyenne. Ayant reçu l'approbation de son médecin, Paul décide de faire du jogging. Quel rythme de course doit-il prendre pour être certain que le travail musculaire qu'il va accomplir sera bénéfique pour son endurance aérobie? Le tableau 2 répond à cette question. Paul devra maintenir une FcE variant entre 132 et 149 battements/minute (176 battements/minute $\times$ 75% et 85%). Voilà qui est précis. Pour vérifier si la FcE est bonne, Paul n'a qu'à s'arrêter, après avoir joggé au moins 3 minutes, et compter les pulsations de son coeur. La figure 2 montre comment s'y prendre pour compter les pulsations du coeur. Si vous comptez vos pulsations au poignet (fig. 2a), vous tournez la paume de la main vers le haut, posez ensuite 2 ou 3 doigts sur le poignet (partie extérieure) et pressez légèrement. Pour compter les pulsations à la carotide, vous n'avez qu'à exercer une pression (plus ou moins forte selon les personnes) avec 2 ou 3 doigts tout à côté de la pomme d'Adam. Ne pressez qu'une seule artère.

Si vous êtes membre d'un centre ou d'un club de conditionnement physique, c'est normalement l'éducateur physique responsable du groupe qui fixe votre FcE et l'inscrit sur votre feuille de route (fiche individuelle). Lorsqu'il s'agit de personnes très âgées ou malades, on utilise 70% de la Fc max et parfois moins (selon l'avis du médecin) pour déterminer la FcE. Par contre, certains athlètes tels les coureurs de marathon et les «joggers» de longue date peuvent courir longtemps en maintenant une FcE qui correspond à environ 90% de leur Fc max.

Avant de déterminer votre FcE

Si vous n'êtes pas certain de votre état de santé, il est fortement recommandé de passer un examen médical complet (voir chap. 4) avant de fixer votre FcE. Quant à l'évaluation de votre niveau de condition physique vous pouvez faire le test de 12 minutes (voir chap. 2) à moins que vous ayez la chance d'être évalué dans un laboratoire spécialisé par un personnel compétent. Si vous ne pouvez évaluer votre condition physique, utilisez la colonne du centre (condition physique moyenne).

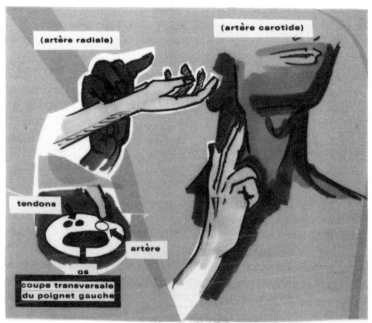

FIG. 2 Comment compter ses pulsations cardiaques.

La durée et la fréquence de la surcharge

La détermination de la FcE n'est pas tout. Il faut aussi répondre aux questions suivantes: 1) pendant combien de temps dois-je «jogger» (durée de la surcharge)? 2) combien de fois par semaine dois-je jogger? et 3) pendant combien de temps dois-je poursuivre mon programme de conditionnement physique pour qu'il y ait amélioration substantielle de l'efficacité du STO (fréquence de la surcharge)?

Ces questions trouvent leur réponse dans le chapitre 4 lorsque l'on parle des règles d'or du «jogger». On mentionne que jogger environ 10 minutes par séance, à raison d'un minimum de 2 séances par semaine pendant au moins 8 semaines, permet d'améliorer l'endurance aérobie. Il s'agit là toutefois d'un minimum. Si vous pouvez accorder plus de temps à l'amélioration et à l'entretien de votre condition physique, les effets du conditionnement physique seront alors plus prononcés.

Résumé

Le principe de la surcharge s'applique au jogging de la façon suivante:

la forme de la surcharge :	c'est le travail continu et prolongé
la durée de la surcharge :	minimum d'environ 10 minutes par séance
la fréquence de la surcharge:	minimum de 2 à 3 séances par semaine pendant au moins 8 semaines.

Enfin, n'oubliez pas que les effets du conditionnement physique ne sont pas permanents. Si vous cessez complètement tout conditionnement physique, après 3 ou 4 semaines le niveau de condition physique que vous avez acquis commencera à baisser.

Chapitre 9
Du jogging continu au jogging intermittent

La méthode la plus couramment utilisée pour améliorer l'endurance (aérobie) d'un individu c'est de lui faire faire continuellement de l'exercice à une intensité suffisante pendant un certain temps, en admettant bien entendu que l'individu travaille ainsi quelques fois par semaine pendant plusieurs semaines. C'est ce qu'on appelle le travail continu (t.c.).

Il existe une autre façon de s'entraîner qui consiste à faire alterner les périodes de travail avec les périodes de repos ou de récupération. C'est ce qu'on appelle le travail intermittent (t.i.) ou par intervalles (fig. 1 et 2).

Très en vogue chez les adeptes de l'athlétisme et de la natation, le t.i. est beaucoup moins populaire parmi les adeptes du conditionnement physique; non pas que le t.i. soit moins efficace que le t.c., mais bien plutôt par ignorance de ce qu'est vraiment le t.i. Trop souvent lorsque le néophyte pense au travail par intervalles, il imagine un athlète exécutant à pleine vitesse une série de sprints intercalés de pé-

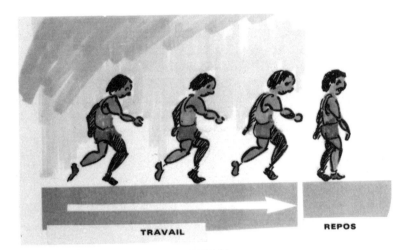

TRAVAIL

REPOS

FIG. 1 Illustration du TRAVAIL CONTINU.
FIG. 2 Illustration du TRAVAIL INTERMITTENT.

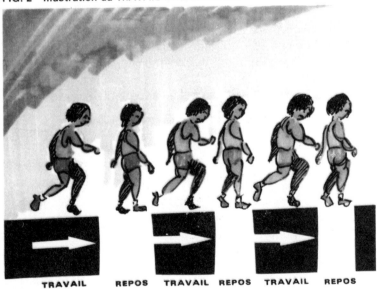

TRAVAIL   REPOS   TRAVAIL   REPOS   TRAVAIL   REPOS

riodes de repos. Pour un adulte dans la quarantaine, sédentaire et «faisant du ventre», une telle vision du t.i. n'est
guère rassurante et ne favorise pas l'adoption de ce mode
de travail pour se conditionner. Mais en réalité le t.i. est une
méthode de conditionnement très souple et facilement appli-
cable aux adultes qui désirent seulement améliorer leur
condition physique et non battre des records d'athlétisme.

Principes du travail intermittent

Les principes à respecter dans l'élaboration d'un programme de travail intermittent (PTI) sont les mêmes que les
principes généraux à la base de tout programme de conditionnement physique. Nous avons déjà étudié en détail ces
principes dans le chapitre 4. Le tableau 1 rappelle ces principes de base.

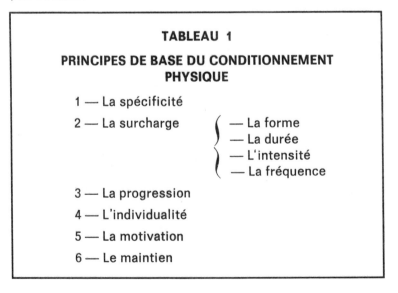

TABLEAU 1

**PRINCIPES DE BASE DU CONDITIONNEMENT
PHYSIQUE**

1 — La spécificité

2 — La surcharge
  - La forme
  - La durée
  - L'intensité
  - La fréquence

3 — La progression

4 — L'individualité

5 — La motivation

6 — Le maintien

La différence majeure entre le t.i. et le t.c. est au niveau
des modalités d'exécution du travail musculaire. Dans un

PTI il y a plusieurs périodes de travail intercalées de périodes de repos ou récupération, alors que dans un programme de travail continu (PTC) il n'y a qu'une seule période de travail et une seule période de repos (fig. 1 et 2).

Ainsi les «normes de construction» d'un PTI diffèrent de celles d'un PTC. Les chapitres 4 et 8 contiennent les informations relatives à la construction d'un PTC.

Normes de construction du PTI

Si vous désirez construire votre propre PTI, vous devez tenir compte des normes de construction qui régissent ce mode de conditionnement physique. Voici donc ces normes:

Période de travail   La partie du PTI où l'individu doit fournir un effort. Exemple: Jacques doit faire 2 tours de jogging sur la piste intérieure (16 tours = 1 mille ou 1,6 km).

Période de repos   La partie du PTI où l'individu se repose ou récupère. Exemple: Jacques doit faire 3 tours de marche rapide autour de la piste.

Série   C'est l'ensemble des périodes de travail et de repos.

Exemple 1:   Jacques doit faire 8X(2 - 3). Cela signifie que Jacques doit répéter 8 fois la prescription suivante: faire 2 tours de jogging en alternance avec 3 tours de marche rapide.

Exemple 2:   Christine doit faire 6X440 vg. Cela signifie que Christine doit courir 6 fois le 440 vg.

146

	Entre chaque course. il y a une période de repos.
Répétitions	C'est le nombre de périodes de travail comprises dans une série.
	Exemple: 6 X 440 vg; 6 égale le nombre de fois (répétitions) que Christine doit courir la distance de 440 vg.
Durée du travail	C'est le temps fixé pour accomplir une période de travail.
	Exemple: Jacques doit faire ses 2 tours de jogging en 1 mn 40 s. Christine doit courir son 440 vg en 1 mn 25 s.
Distance prescrite	C'est la distance à parcourir pendant la période de travail.
	Exemple: Jacques doit faire 2 tours de jogging (2/16 de mille). Christine doit courir 440 vg.
Fréquence	C'est le nombre de sessions de travail dans une semaine.
	Exemple: Jacques doit faire 8 X (2 − 3) − 3 fois/sem. Cela signifie que Jacques fera 8 X (2 − 3) 3 fois dans une semaine.
Prescriptions du PTI	Elles donnent toutes les informations pertinentes au PTI.
	Ex. 1: *Série 1 8 X (2 - 3)*
	où 8 = nombre de répétitions
	2 = 2 tours de jogging (période de travail)
	3 = 3 tours de marche (période de récupération)

Ex. 2: *Série 1   6 x 440vg en 1'25"*
(2'50")

où   6 = nombre de répétitions
440vg = distance à parcourir
(période de travail)
1'25" = durée de travail
(pour chacun des 400 vg
à courir)
2'50" = durée du repos interca-
lé entre les périodes de
travail.

Tous ces chiffres sont bien impressionnants, mais cela confère-t-il la supériorité du PTI par rapport au PTC lorsque l'on veut améliorer son endurance aérobie? Même si certains entraîneurs l'affirment catégoriquement, le recensement des écrits scientifiques concernant cette question ne nous permet pas de donner une réponse franche favorable au PTI (1).

Néanmoins, appliqué à des adultes qui veulent se mettre en forme, le travail par intervalles n'est pas à dédaigner, bien au contraire.

Une meilleure progression et moins de fatigue

Un des points en faveur de l'adoption du travail intermittent pour les adultes non entraînés est la possibilité de commencer un programme de conditionnement physique d'une façon progressive.

Supposons que vous demandiez à Caroline, 35 ans et en mauvaise condition physique, de jogger 5 minutes sans s'ar-

---

(1) Costill, D.L., 1968.
Fox, E.L., Mathews, D.K., 1974.
Ryan, A.J., Allman Jr, F.L., 1974.
Shephard, R.J., 1972.
Wilmore, J.H., 1973.

rêter. Il est fort probable qu'après cette période de 5 minutes, Caroline soit très essoufflée et qu'en plus, elle garde un mauvais souvenir du jogging. Si vous demandez plutôt à Caroline de jogger une minute, puis de marcher une minute et ainsi de suite 5 fois, il est certain que Caroline trouvera plus d'agrément à procéder de cette façon. Si Caroline aime la méthode, parce qu'elle est progressive et tient compte de ses capacités actuelles, alors Caroline sera tentée de poursuivre son conditionnement physique.

Voyons une autre situation. On demande à Jacques, 38 ans et sédentaire, de faire le maximum de redressements assis (sit-up) en 45 secondes. Jacques en fait 28 de peine et de misère. Mais on peut procéder autrement pour tonifier ses abdominaux. Par exemple, on demande à Jacques de faire 14 redressements assis, puis il doit se reposer environ 60 secondes et il recommence une deuxième série de 14 redressements assis (Jacques aura donc fait 28 redressements assis . . .) mais il se sentira moins épuisé en procédant ainsi plutôt que d'en faire 28 d'un trait.

Comparé au travail continu, le travail intermittent permet à un individu de faire la même quantité de travail musculaire et parfois plus, tout en accumulant moins de fatigue. Pourquoi en est-il ainsi? On a en fait, dans le cas de Caroline et de Jacques par exemple, tout simplement fractionné la tâche à accomplir en mini-tâches intercalées de périodes de repos ou récupération. Lors des périodes de récupération (repos complet au travail léger) il se passe deux choses: 1) les déchets (surtout l'acide lactique) provenant de la production de l'ATP sont chassés des zones musculaires actives par le flot de sang qui maintenant passe librement dans le muscle au repos et 2) l'organisme profite de cette période d'accalmie pour renouveler ses stocks d'énergie. L'organisme ayant éliminé les déchets et refait ses réserves d'énergie est, à nouveau, prêt à fournir un effort physique efficace.

Le tableau 2 montre la relation qui existe entre la durée de la période de repos et le pourcentage de l'énergie renouvelée grâce à la libre circulation du sang.

Plus la période de repos est longue, plus le pourcentage de l'énergie remplacée est élevé. Après plus de 120 secondes de repos, presque 100% des réserves musculaires d'ATP et de CP ont été renouvelées. Dans la réalité cependant, tout ne se passe pas d'une façon aussi précise, aussi rationnelle. Le tableau 2 doit être perçu comme une illustration de ce qui se passe, en général, au niveau du muscle au repos après un effort.

TABLEAU 2

RELATION ENTRE LA DURÉE DU REPOS ET LE RENOUVELLEMENT DES STOCKS D'ÉNERGIE

Durée de la période de repos (en secondes)	% de l'énergie renouvelée
moins de 10 secondes	très peu
30	50%
60	75%
90	88%
120	94%
plus de 120	100%

Adaptation de Fox et Mathews, *Interval-Training*, 1974.

Si après 30 secondes de récupération environ 50% des stocks d'ATP et de CP ont été remplacés, pour un individu le pourcentage pourra être de 40% tandis que pour un autre il sera de 60%.

En somme le travail par intervalles, grâce à ses périodes de récupération, permet à une personne non entraînée de réaliser un travail physique relativement important sans toutefois ressentir le même degré de fatigue qui découle de l'accomplissement de la même quantité de travail exécuté de façon continu.

La pression artérielle

A cause de l'accumulation progressive de déchets (acide lactique et autres) résultant de l'activité musculaire, la pression artérielle tend, lors d'un travail continu, à s'élever continuellement même si l'effort n'est pas intense. Par contre, si le travail est intermittent, la pression artérielle baisse lors des périodes de récupération. Pour les personnes âgées et/ou souffrant d'hypertension artérielle, le travail par intervalles s'avère tout désigné pour éviter une élévation importante de la pression artérielle.

Amélioration de l'endurance aérobie

Nous savons que l'on peut améliorer l'endurance aérobie en joggant continuellement pendant 15 minutes par exemple. Ce que plusieurs ignorent cependant, c'est qu'il est aussi possible d'améliorer l'endurance aérobie en faisant du jogging selon les principes du travail intermittent à condition de faire des intervalles longs. Pour des personnes déjà bien entraînées, des intervalles de travail de 3 à 5 minutes sont appropriés. Roy J. Sheppard suggère des périodes de travail d'environ 60 secondes pour les personnes âgées et/ou en mauvaise condition physique. L'intensité de l'effort pour ces personnes ne devra pas être trop élevée.

Supposons que vous faites votre 15 minutes de jogging, 3 fois par semaine, depuis au moins 2 mois. Votre fréquence cardiaque moyenne pendant l'effort (FcE) est d'environ 160 battements/minute. Rendu à ce stade, on vous propose un programme différent; jogger à bonne allure pendant 3 minutes en alternance avec des périodes de récupération (marche légère) de 3 minutes. Ce travail devra être répété 4 fois. Etant donné que la période de jogging est plus courte (3 minutes au lieu de 15 minutes) et qu'elle est suivie d'une période de récupération, votre organisme déjà suffisamment entraîné peut, dans ces conditions, travailler à une intensité plus élevée. Ainsi votre vitesse de jogging passe de 7.5 MPH (milles par heure) à 10 MPH (soit de 11.5 à 16 km/heure) et votre FcE passe de 160 à 185 battements/minute (fig. 3).

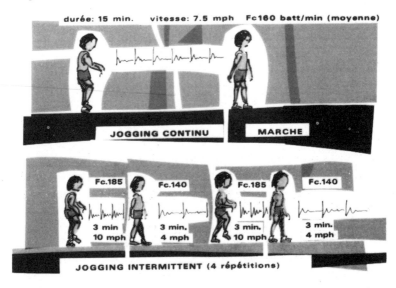

FIG. 3 Comparaison du travail cardiaque lors du jogging continu et lors du jogging intermittent.

L'intensité du travail cardiaque étant plus élevé, le stimulus imposé au système de transport de l'oxygène (STO) est également plus élevé. En procédant de cette manière, vous habituez votre organisme à supporter un effort plus intense tout en améliorant le STO. Néanmoins, nous l'avons déjà signalé plus tôt, nous ne pouvons pas affirmer actuellement que le travail intermittent est supérieur au travail continu quant à l'amélioration de l'endurance aérobie.

Deux célèbres physiologistes, Astrand et Rodahl, apportent toutefois certaines précisions concernant l'effet de ces modes de conditionnement physique sur l'endurance aérobie.

Selon ces auteurs, le travail continu développe surtout l'endurance aérobie «c'est-à-dire l'aptitude de l'individu à mettre en jeu pendant une longue durée un pourcentage élevé de sa consommation maximale d'oxygène (1)». Toujours selon Astrand et Rodahl, le travail intermittent utilisant des périodes de travail de 3 à 5 minutes en alternance avec des périodes de récupération de 3 à 5 minutes améliore surtout la consommation maximale d'oxygène. En d'autres mots, le travail intermittent élève le plafond de la capacité maximale de travail alors que le travail continu permet de travailler longtemps près du plafond. La figure 4 illustre ces distinctions tandis que la figure 5 présente de façon imagée quelques aspects intéressants du travail intermittent par rapport au travail continu.

Comment construire un PTI

Nous avons vu antérieurement que les principes de base du conditionnement physique s'appliquent intégralement au travail par intervalles. Seules les normes de construction du travail intermittent diffèrent de celles du travail continu. Le premier principe, la spécificité, concerne les objectifs de votre programme. Qu'est-ce que vous voulez améliorer? La force musculaire? L'endurance aérobie? L'endurance anaérobie? etc. Lorsque les objectifs de votre programme de conditionnement physique sont fixés, il faut alors construire un PTI en fonction de ces objectifs. Pour vous aider dans cette tâche vous pouvez vous référer au tableau 3. Ce tableau contient tous les ingrédients nécessaires pour vous

(1) Astrand et Rodahl, *Manuel de physiologie de l'exercice musculaire*, 1973.

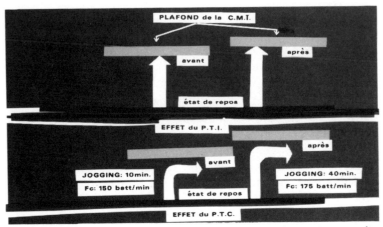

FIG. 4 Effet du travail continu et intermittent sur le système cardio-vasculaire.

FIG. 5 Illustration de quelques aspects intéressants du travail par intervalles.

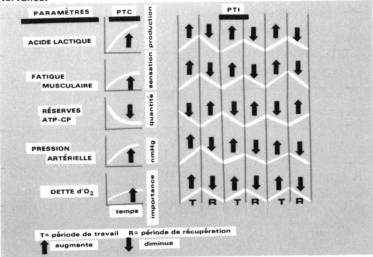

CMT: capacité maximale de travail
PTI: programme de travail intermittent
PTC: programme de travail continu

faire un PTI épicé selon vos besoins et capacités. Le ratio travail/repos signifie tout simplement que si vous travaillez 20 secondes, vous récupérez 60 secondes, soit un ratio ⅓, Signalons que si vous êtes membre d'un centre de conditionnement physique reconnu, c'est-à-dire dont le programme général est supervisé et contrôlé par des éducateurs physiques diplômés, le PTI sera, dans ces circonstances, préparé et supervisé par l'éducateur physique responsable du groupe.

Le tableau 3 est un tableau-synthèse. A première vue, il peut paraître fort complexe. Afin de bien comprendre les données fournies par le tableau 3 nous vous suggérons quelques exemples de PTI.

Exemple 1

But du PTI: améliorer la vitesse et la force musculaire (usine ATP-CP).

5 séries de 9 X 110 vg en 16 secondes (0.48 s); cela veut dire courir 9 fois le 110 vg, chaque 110 vg devant être couru en 16 secondes et suivi d'une période de récupération (marche) de 0.48 secondes (ratio 1/3). Ensuite, on répète 5 fois cette prescription:

Série 1: 9 X 110 vg en 16 s (0.48 s)
Série 2: 9 X 110 vg en 16 s (0.48 s)
Série 3: 9 X 110 vg en 16 s (0.48 s)
Série 4: 9 X 110 vg en 16 s (0.48 s)
Série 5: 9 X 110 vg en 16 s (0.48 s)
3 fois/semaine.
Minimum: 6 semaines.
Note: PTI contre-indiqué pour les personnes âgées et/ou en mauvaise condition physique.

TABLEAU 3
NORMES DE CONSTRUCTION D'UN PTI EN FONCTION DES OBJECTIFS POURSUIVIS

Objectifs	Temps de travail (mn et s)	Répétitions	Séries	Ratio: travail/repos	Type de récupération
1 — USINE ATP-CP (force, vitesse et puissance musculaire)	0.10	10	5		Repos ou travail très léger
	0.15	9	5	1/3	Ex. 1
	0.20	10	4	1/3	Ex. 2
	0.25	8	4		
2 — USINE ATP-CP + USINE A SUCRE (endurance anaérobie)	0.30	5	5		
	0.40-0.50	5	4	1/3	
	1.00-1.10	5	3		
	1.20	5	2	1/2	Ex. 3
3 — USINE À SUCRE + USINE A O$_2$ (endurance anaé-robie + endurance aérobie)	1.30-2.00	4	2	1/2	
	2.10-2.40	6	1		
	2.50-3.00	4	1	1/1	
4 — USINE O$_2$ (consommation maximale d'O$_2$)	3.00-4.00	4	1	1/1	Ex. 4
	4.00-5.00	3	1	1/1½	Ex. 5

Adaptation de Fox et Mathews, *Interval-Training*, 1974.

156

Exemple 2

But du PTI: améliorer la vitesse et la force musculaire.

4 séries de 10 X 1 tour de piste intérieure (16 tours = 1 mille) en 0.20 s (60 s); cela veut dire courir 10 tours de piste, chaque tour de piste devant être complété en 0.20 s et suivi d'une récupération de 60 s. Cela constitue une série. Faire 4 séries.
3 fois/semaine.
Minium: 6 semaines.

Exemple 3

But du PTI: améliorer l'endurance anaérobie.

2 séries de 5 X 3 tours de piste en 1 mn 20 s (2 mn 40 s); cela veut dire courir 5 fois 3 tours de piste, chaque groupe de 3 tours de piste devant être complété en 1 mn 20 s puis suivi d'une récupération de 2 mn 40 s (ratio ½, soit 1.20 X 2 = 2.40). Cela constitue une série. Répéter 2 fois cette série.
3 fois/semaine.
Minimum: 8 semaines.

Exemple 4

But du PTI: améliorer la consommation maximale d'oxygène (O_2).

1 série de 4 X 880 vg en 3.00 mn (3.00 nn); cela veut dire courir 4 fois 800 vg, chaque 880 vg devant être complété en 3 minutes et suivi d'une récupération de 3 minutes (ratio: 1/1). Cela constitue une série.
2 à 3 fois/semaine.
Minimum: 8 semaines.

Exemple 5

But du PTI: améliorer la consommation maximale d'oxygène.

1 série de 3 X 11 tours de piste de jogging en 4 mn 30 s (2 mn 15 s); cela veut dire courir 3 fois 11 tours de piste, chaque groupe de 11 tours devant être complété en 4 mn 30 s et suivi d'une récupération de 2 mn 15 s (ratio 1/½). Cela constitue une série.

Ces quelques exemples nous donnent une petite idée des nombreuses combinaisons possibles pour construire un PTI.

Considérations spéciales

Le tableau 3 contient beaucoup d'informations. Il nous apparaît tout de même nécessaire d'ajouter d'autres précisions afin d'apporter une réponse aux questions suivantes:

1) Le temps est-il adéquat pour éviter une surcharge physiologique de l'organisme? 2) Quelle doit être la durée du temps «mort» entre deux séries?

Le tableau 4 apporte une réponse à ces deux questions. Il s'agit, en fait, de prendre votre pouls (pendant 10 s puis multipliez par 6) vers la fin de la récupération et entre chacune des séries. Prenons le cas, par exemple, d'un individu de 36 ans. Selon les données du tableau 4, il doit avoir une fréquence cardiaque (Fc) de 130 avant chaque répétition et une Fc de 110 avant de refaire une série.

Les personnes âgées et sédentaires mais n'ayant pas reçu de contre-indications médicales peuvent entreprendre un PTI à la condition toutefois d'avoir, au préalable, complété une période d'adaptation musculaire à base de marche et d'exercices légers (assouplissement). Il faut tenir compte du processus de vieillissement qui rend plus vulnérable les articulations, la musculature et le système osseux. De plus, ces personnes doivent mettre d'abord l'emphase sur l'amélioration du système cardio-respiratoire.

TABLEAU 4

FRÉQUENCE CARDIAQUE À RESPECTER AVANT DE RÉPÉTER L'EXERCICE OU DE REPRENDRE LA SÉRIE

Age (années)	Fc* entre les répétitions	Fc entre les séries
moins de 20	150	125
20-29	140	120
30-39	130	110
40-49	120	105
50-59	115	100
60-69	105	90

* Fc: fréquence cardiaque
Adaptation de Fox et Mathews, *Interval-Training*, 1974.

Pour les personnes en bonne condition physique, il est possible de combiner à l'intérieur d'un même programme plusieurs types de PTI à la condition de toujours procéder avec intelligence, c'est-à-dire avec modération, progression et supervision. Enfin, les personnes affectées de troubles cardio-vasculaires, d'hypertension, de diabète et d'obésité devraient consulter un médecin et suivre ses conseils avant d'entreprendre un PTI.

Chapitre 10

Maigrir sans perdre de poids

Nous avons consacré un chapitre à la question du contrôle du poids par l'exercice parce qu'il semble que c'est là un domaine où règnent la confusion et les conceptions erronées. Combien de gens, en fait, connaissent la vraie signification du mot «maigrir»? Qu'est-ce qu'on entend par perdre du poids? Combien de personnes croient encore que suer fait maigrir? Comment peut-on effectivement maigrir en faisant de l'exercice physique? Quels sont les principes à respecter? Qu'est-ce au juste qu'une calorie? Que signifie équilibre calorique? etc.

Notre objectif est d'apporter un peu de lumière dans cette jungle de mots et d'expressions où bien souvent le profane se perd et se fait avoir.

Clarifions certaines notions

Commençons par le début, c'est-à-dire le poids corporel. Nous avons vu antérieurement que le poids corporel est constitué d'eau, de protéines, de graisse et de minéraux (chap. 3). Nous avons appris que, pour des considérations pratiques, on parle désormais du poids corporel d'un individu en termes de masse maigre et de masse grasse. Revoyons la définition de ces deux expressions:

Masse maigre: représente le poids total du corps moins le poids de la graisse.

Masse grasse: représente le poids total de la graisse stockée dans l'organisme.

Lorsque la croissance d'une personne est achevée, on peut dire que les fluctuations du poids corporel proviennent surtout des fluctuations à la hausse ou à la baisse de la masse maigre et de la masse grasse. Si la masse grasse augmente on dit que la personne *engraisse.* Si le poids de la personne augmente on dit que cette dernière *prend du poids.* Si le poids diminue, alors la personne perd du poids mais ne maigrit pas pour autant. Pour cela, il faudrait qu'il y ait aussi diminution de la masse grasse (fig. 1).

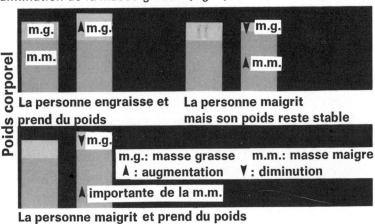

FIG. 1 Variation dans la composition du poids corporel.

Vers l'âge de 25 ans, le poids corporel commence à connaître des variations plus ou moins importantes. Les rapports statistiques récents (1) nous indiquent qu'une large portion de la population des pays riches et super-industrialisés souffre d'un excès de poids, soit une fluctuation à la hausse. Mais attention, excès de poids ne signifie pas nécessairement excès de graisse. Il faut distinguer entre le surpoids, l'embonpoint et l'obésité (tableau 1).

Ainsi, une personne qui monte sur la balance peut constater qu'elle pèse 4½ livres (2 kg) de plus que son poids habituel. Toutefois, ce 4½ livres en trop n'est pas nécessairement 4½ livres de graisse en trop. Tout dépend si c'est la masse maigre (principalement la masse musculaire) ou la masse grasse qui a augmenté. Alors, comment savoir?

TABLEAU 1

QUELQUES TERMES À DISTINGUER

SURPOIDS	signifie qu'une personne est lourde, pesante. (N'indique pas l'importance de la masse grasse.)
EMBONPOINT	signifie qu'une personne est grasse.
OBÉSITÉ	signifie qu'une personne souffre d'un excédent de graisse assez important. Ce surplus de graisse est habituellement exprimé en pourcentage.
POURCENTAGE DE GRAISSE	poids de la masse grasse exprimé en pourcentage par rapport au poids corporel total.

---

(1) Wilmore, J.H., 1973.
Lalonde, M., 1974.
Rapport préliminaire de l'enquête de Nutrition-Canada, 1974.

Il y a les tests de laboratoire qui mesurent le pourcentage (%) de graisse: la pesée hydrostatique et la mesure du pli cutané (fig. 2). Mais ces tests requièrent du matériel et un personnel compétent. Il y a les tables de poids-taille mais elles ne nous renseignent guère sur le % de graisse. Ces tables nous donnent une «idée» du poids qu'on devrait avoir compte tenu de notre taille et de notre type physique (voir texte plus loin). Il y a enfin un test très simple qu'on peut faire chez soi; c'est le test de la pincée et du miroir que nous avons déjà décrit au chapitre 2.

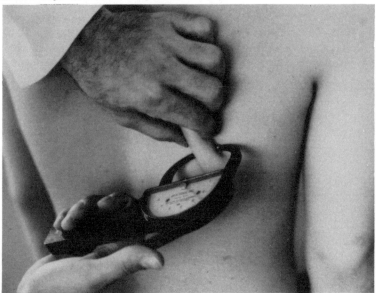

FIG. 2   Mesure du pourcentage de graisse selon la méthode des plis cutanés . L'appareil utilisé s'appelle un adiposomètre.

Quoiqu'il en soit l'observation quotidienne des gens de la rue nous porte à croire que l'excès de poids dont nous parlions plus haut est surtout constitué d'un excès de graisse.

Il semble bien que l'accumulation excessive de graisse est devenue un exploit commun à la portée de presque tout le monde pour ne pas dire de toutes les bourses.

L'équilibre calorique

Si vous emmagasinez plus d'énergie que vous n'en dépensez, vous accumulez un surplus d'énergie qui se transforme alors en graisse. L'énergie apportée par les aliments est calculé en calories ou kilocalories (kcal). Il en est de même pour l'énergie dépensée.

> La grande calorie ou kilocalorie (kcal) représente la quantité de chaleur nécessaire pour augmenter la température d'un kilogramme d'eau de 1° C (fig. 3).

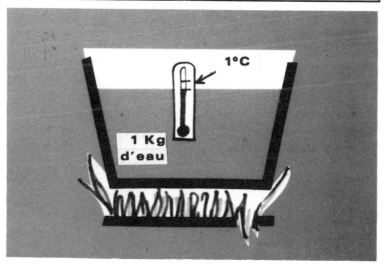

FIG. 3 La kcal représente la quantité de chaleur nécessaire pour augmenter la température d'un kg d'eau de 1° C.

La mesure des calories constitue une méthode indirecte pour évaluer la valeur en énergie biochimique des différents aliments que nous mangeons. On se sert de la chaleur que dégage un aliment qui brûle pour déterminer sa valeur énergétique.

Supposons que vous faites brûler séparément 1 gramme de graisse, 1 gramme de sucre et 1 gramme de protéines. La figure 4 illustre les résultats de cette expérience. On peut noter que le gramme de graisse ainsi brûlé libère 2 fois plus de calories (donc de chaleur) que le sucre ou la protéine.

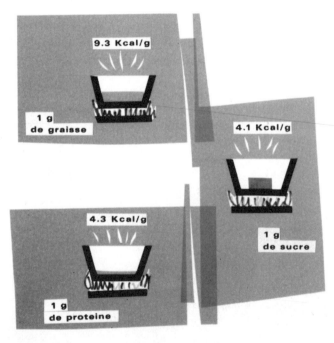

FIG. 4 **Quantité de chaleur** dégagée par 1) 1 g de graisse, 2) 1 g de sucre et 3) 1 g de protéines(exprimée en kcal/g).

Une **personne qui** emmagasine dans une journée autant de calories qu'elle en dépense parvient à maintenir l'équilibre calorique.

Il y a équilibre calorique lorsque dans une journée le nombre de calories ingérées par l'organisme égale le nombre de calories dépensées pour rencontrer les besoins de l'activité des cellules (sommeil, digestion, travail, loisirs, etc.).

Paul a une diète de 2800 kcal/jour (kcal stockées) et il en dépense 2800; il y a, dans ces conditions, équilibre calorique et le poids de Paul reste constant. Mais une situation de déséquilibre calorique peut aussi survenir. Examinons le cas de Marie. Cette dernière a une diète de 3000 kcal/jour, mais elle n'en dépense que 2400. Il y a donc un surplus de 600 kcal. Ce surplus sera stocké dans l'organisme sous la forme de graisse. Une livre (0.54 kg) de graisse équivaut à environ 3500 kcal. Si Marie accumule le même surplus pendant seulement six jours, elle aura donc stocké près de 3600 kcal soit l'équivalent d'une livre de graisse. Cette situation représente un cas de déséquilibre calorique positif, c'est-à-dire qu'il y a surplus de calories.

La situation inverse peut également se présenter. Prenons le cas de Christian. Ce dernier a une diète de 4000 kcal/jour mais comme Christian est physiquement très actif (il jogge en moyenne 4 milles par jour) il dépense environ 4500 kcal/jour. Il y a donc cette fois-ci un déficit de 500 kcal. En supposant que Christian accumule un tel déficit pendant quelques jours, son poids commencera à diminuer. Cette situation représente un cas de déséquilibre calorique négatif, c'est-à-dire qu'il y a déficit de calories. La figure 5 illustre le cas de Paul, de Marie et de Christian.

Nous avons dit antérieurement qu'une large portion de la population adulte des pays occidentaux souffrait d'un excès de poids pour ne pas dire d'un excès de graisse. Cette masse de gens est victime d'un déséquilibre calorique positif. Ces

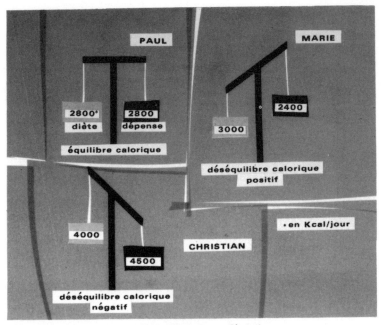

FIG. 5 Illustration du cas de Paul, Marie et Christian.

individus mangent trop par rapport à ce qu'ils dépensent en calories. Plusieurs études (1) ont d'ailleurs clairement démontré que la plupart des personnes qui souffrent d'un excès de graisse sont des personnes qui ne mangent pas plus que les personnes de poids normal mais qui, par contre, dépensent beaucoup moins d'énergie. Les cas d'obésité apparentés à des troubles d'origine glandulaire ou héréditaire représentent un faible pourcentage (à peine 3 à 5% des cas) par rapport aux cas d'obésité causés par une faible dépense calorique (personnes sédentaires).

(1) Astrand, R.O., Rodahl, K., 1973.
    Johnson, M.L., Burke, B.S., Mayer, J., 1956.
    Mayer, J., Thomas, D.W., 1967.
    Stefanick, P.A., Healdt Jr, F.P., Mayer, J., 1959.

Contrôle du poids corporel par l'exercice

Il est maintenant clairement démontré que l'exercice physique pratiqué de façon régulière aide à mieux contrôler son poids corporel. Un relevé des études portant sur les effets du conditionnement physique indique qu'en moyenne les individus qui se sont entraînés ont perdu du poids et ont diminué leur pourcentage de graisse (tableau 2).

L'exercice physique aide au contrôle du poids corporel parce qu'il augmente la dépense calorique quotidienne. De cette manière on se rapproche de l'équilibre calorique. Ne nous emballons pas cependant, l'exercice physique n'est pas une panacée; il ne faut pas s'attendre à maigrir après deux semaines de conditionnement physique. Le tableau 2 montre clairement qu'il faut être patient lorsqu'on désire perdre du poids et maigrir en faisant des exercices physiques. Tout cela est facile à comprendre quand on sait qu'une livre de graisse (0,45 kg) équivaut à un stock d'environ 3500 kcal. La quantité d'exercices qu'il faudrait faire sans arrêt pour perdre ainsi une livre de graisse est totalement absurde et surtout physiologiquement insoutenable pour la plupart des individus. Par exemple, un individu devrait jouer sans arrêt au badminton pendant presque 7 heures afin de dépenser les 3500 kcal requises pour perdre 1 livre de graisse. Le tableau 3 donne d'autres exemples d'activités physiques qu'il faudrait pratiquer sans arrêt pour perdre 1 livre de graisse.

Nous avons conscience que le tableau 3 peut décourager plus d'une personne. Mais nous croyons, toutefois, qu'il est essentiel de bien renseigner les gens sur le rôle précis de l'activité physique en ce qui concerne le contrôle du poids corporel. Il est certain que l'activité physique permet de mieux contrôler son poids corporel mais à la condition d'être patient et de ne pas vouloir perdre en deux semaines l'excès de graisse qu'on a accumulé depuis plusieurs années. D'ailleurs, au point de vue santé, il est contre-indiqué de vouloir

TABLEAU 2

EFFETS DU CONDITIONNEMENT PHYSIQUE SUR LE POIDS CORPOREL ET LA MASSE GRASSE DES ADULTES

RECENSEMENT DE PLUSIEURS ÉTUDES

Auteurs	Âge moyen (années)	Nombre	Entraînement (semaines)	Séances par semaine	Activités	Variation du poids corporel (kg)	Variation du % de graisse
Golding (1958)	jeunes adultes	4	25	4 et +	jogging exercices divers	—3.0	—
Pollock (1969)	32	11	20	4	jogging	—2.9	—1.0
Pollock (1969)	33	9	20	2	jogging	+0.1	+0.9
Wilmore (1970)	33	55	10	3	jogging	—1.0	—1.1
Pollock (1969)	36	6	16	4	jogging	—0.9	—3.3
Oscaï (1968)	37	14	20	3	jogging	—2.4	—2.2
Pollock (1969)	37	5	16	2	jogging	—0.8	+0.4
Pollock (1972)	38	26	20	3	jogging	—1.3	—1.8
Pollock (1972)	39	22	20	2	jogging, marche	—0.7	—0.8
Ribisl (1969)	40	15	20	3	jogging	—2.6	—0.7
Kilbom (1969)	41	42	8-10	2 et +	jogging	+0.3	—
Naughton (1965)	41	18	28	3	jogging	—2.1	—
Skinner (1964)	42	15	24	3	jogging + exercices divers	+0.1	—1.8
Pollock (1971)	49	14	20	4	marche	—1.3	—1.1
Myhre (1970)	53	10	24	3	jogging jeux	—1.4	—3.1

Adaptation de M.L. Pollock, *Exercise and Sports Sciences Reviews*, Vol. 1, 1973, avec la permission de l'éditeur.

perdre plusieurs livres par semaine. Les autorités médicales recommandent en général aux personnes qui veulent diminuer leur masse grasse de perdre environ 1 livre par semaine.

TABLEAU 3

Exemples de quelques activités physiques qu'il faudrait pratiquer sans arrêt pour perdre une livre (0,45 kg) de graisse (environ 3500 kcal).

1 — Jouer au golf (à pied) sans arrêt pendant plus de 12 heures.*

2 — Marcher à 3.5 MPH sans arrêt pendant presque 10 heures.

3 — Faire de la bicyclette à 10 MPH sur un terrain plat pendant plus de 8½ heures.

5 — Jouer au badminton sans arrêt pendant environ 7 heures.

6 — Faire du ski de fond (à 6 MPH) sans arrêt pendant 4½ heures.

7 — Courir à 7.5 MPH sans arrêt pendant presque 4 heures.

8 — Jouer au hockey sans arrêt pendant environ 3 heures.

* Ces calculs sont valables pour une personne pesant environ 154 livres (70 kg) et maîtrisant assez bien les sports dont il est question.

Maigrir sans perdre de poids

Nous venons de voir que le travail musculaire régulier permet de mieux contrôler le poids corporel à la condition toutefois d'être patient et volontaire. En fait, un programme de conditionnement physique adéquat (voir chap. 4 et le texte qui suit) diminue le poids de la masse grasse en augmentant la dépense calorique quotidienne. De plus, un tel programme d'exercices tonifie et renforce la musculature, ce qui a pour effet d'augmenter le volume musculaire et par là le poids de la musculature. La masse maigre du poids corporel tend alors à augmenter.

Si le poids de la masse grasse diminue au même rythme que le poids de la masse maigre augmente, on peut affirmer que la personne maigrit sans perdre de poids (revoyez la figure 1).

Ainsi, «maigrir» veut dire diminuer la masse grasse et «perdre du poids» veut dire être moins pesant sur la balance. Ces précisions ne sont pas qu'un agaçant jeu de mots, elles sont importantes. Combien de personnes se pèsent après leur séance de conditionnement physique et constatent avec fierté et parfois avec exubérance qu'elles ont perdu, par exemple, 2 livres (1 kg environ). Heureuses d'avoir maigri en si peu de temps, ces personnes ignorent qu'elles ont perdu en réalité presque 2 livres d'eau légèrement salée, en un mot, de la sueur. L'excès de graisse d'un individu ne fond pas comme le beurre dans le poêlon et surtout la graisse ne sort pas par les pores de la peau.

Les tableaux 4 à 7 nous renseignent sur le coût énergétique de plusieurs activités physiques.

TABLEAU 4

**COÛT ÉNERGÉTIQUE DE CERTAINS BESOINS
ET ACTIVITÉS QUOTIDIENNES**

ACTIVITÉS	KCAL/MN
Dormir	1.2
Lire	1.3
Manger	1.5
Jouer aux cartes	1.5
Se tenir debout	1.5
Converser (debout)	1.8
Faire sa toilette, prendre sa douche, se brosser les cheveux	2.7
Conduire une auto	1.0-3.0
Repasser	1.3-4.0
Nettoyer les fenêtres	3.0-3.8
S'habiller et se déshabiller	2.5-4.0
Cirer des meubles ou des planchers	2.5-5.0
Faire les lits	4.0-5.0
Monter des escaliers	10.0-18.0

Sources: Astrand et Rodahl (1973), Sharkey (1974) et Bouchard et coll. (1974).

TABLEAU 5

COÛT ÉNERGÉTIQUE DE CERTAINS TYPES DE TRAVAUX PROFESSIONNELS

OCCUPATIONS	KCAL/MN
Commis de bureau	1.3
Imprimeur	2.0-2.5
Peintre (au fusil)	1.5-2.5
Menuisier	1.5-2.5
Mécanicien (automobile)	4.2
Paveur de routes	5.0
Jardinier	6.0
Pelleteur de neige	5.7-6.8
Pelleteur (mineur)	6.8
Fermier	3.0-10.0
Bûcheron (travail à la scie)	8.5-12.5
Bûcheron (travail à la hache)	7.0-20.0

Sources: Astrand et Rodahl (1973), Sharkey (1974), Bouchard et coll. (1974) et Chevalier (1973).

TABLEAU 6

COÛT ÉNERGÉTIQUE DE QUELQUES ACTIVITÉS SPORTIVES ET RÉCRÉATIVES

ACTIVITÉS	KCAL/MN
Billard	1.8
Golf (à 4 et à 2)	3.7-5.0
Volley-ball (récréatif)	3.5-5.5
Canoë (2.5 MPH* – 4.0 MPH)	3.0-7.0
Equitation	3.0-10.0
Tennis de table (ping-pong)	4.0-5.0
Baseball (sauf le lanceur)	4.7
Tir à l'arc	5.2
Danse (populaire)	4.8-7.8
Badminton (récréatif)	5.2-7.2
Natation (récréative)	6.0
Patinage (léger)	6.0
Volley-ball (compétitif)	5.5-10.0
Soccer	5.0-12.0
Badminton (compétitif)	7.2-12.0
Escalade	7.0-12.0
Tennis	7.0-11.0
Ski nautique	8.0
Natation (crawl: 25-50 vg/mn)	6.0-12.5
Ski alpin (modéré à difficile)	8.0-12.0
Marcher avec des raquettes (2.5 MPH)	9.0
Patinage vigoureux	11.0
Ski de fond (3.8 MPH)	9.0-17.0
Judo – karaté	13.0
Squash – balle au mur	10.0-20.0

* MPH   signifie milles par heure

Sources: Astrand et Rodahl (1973), Sharkey (1974) et Bouchard et coll. (1974).

TABLEAU 7

COÛT ÉNERGÉTIQUE DE QUELQUES ACTIVITÉS UTILISÉES POUR LE CONDITIONNEMENT PHYSIQUE

ACTIVITÉS	KCAL/MN
Marche sur un terrain plat:	
à 2 MPH	2.0-3.8
à 3 MPH	2.8-5.2
à 4 MPH	3.2-7.0
Marche à 3.5 MPH en montant une pente ayant une inclinaison de 5% à 15%	8.0-15.0
Marche sur la neige dure (3.5 MPH)	10.0
Marche sur la neige fraîche (2.5 MPH)	20.0
Courir (1 mille en 12 minutes: 5 MPH)*	10.0
Courir (1 mille en 12 minutes: 5 MPH)	12.5
(1 mille en 8 minutes: 7.5 MPH)**	15.0
(1 mille en 6 minutes: 10 MPH)	20.0
(1 mille en 5 minutes: 12 MPH)	25.0
Faire de la bicyclette (terrain plat)	
à 5 MPH	4.5+
à 10 MPH	7.0
à 15 MPH	11.5
Sprint	20.0 et plus

* vitesse d'un «jogger» débutant
** vitesse d'un «jogger» déjà en bonne forme
+ valable pour une personne pesant environ 154 livres

Sources: Astrand et Rodahl (1973), Bouchard et coll. (1974), Larson et coll. (1974) et Sharkey (1974).

Les règles à suivre

Il est temps maintenant de présenter les règles à suivre lorsqu'un individu désire «maigrir», c'est-à-dire diminuer l'importance de ses stocks de graisse en faisant de l'exercice physique. Le tableau 8 présente ces règles.

TABLEAU 8

CONTRÔLE DU POIDS PAR L'EXERCICE: RÈGLES À SUIVRE

1ère règle:	Contrôler et équilibrer son régime alimentaire.
2e règle:	Choisir des exercices faisant partie de la famille des exercices aérobies (voir chap. 4).
3e règle:	Faire des exercices aérobies prolongés (+ de 15 minutes par séance).
4e règle:	Faire un minimum de 3 séances par semaine (on peut aller jusqu'à 5 séances par semaine).
5e règle:	Suivre ce programme pendant un minimum de 10 à 15 semaines (si possible, poursuivre le programme sur une base annuelle).

La première règle du tableau 8 recommande le contrôle de ses habitudes alimentaires. Sans vouloir détailler la notion de régime alimentaire équilibré (il existe des ouvrages spécialisés qui traitent de cela), nous tenons à signaler qu'il ne sert parfois à rien de faire du conditionnement physique si, après chaque séance, vous vous empiffrez de nourriture.

Le tableau 9 présente la contribution relative des trois principaux constituants d'une diète équilibrée.

TABLEAU 9

DISTRIBUTION DES CALORIES INGÉRÉES DANS UNE JOURNÉE PAR UN NORD-AMÉRICAIN MOYEN

Sucres (hydrate de carbone)	45% — 55%
Graisses	35% — 40%*
Protéines	12% — 15%

* Un contrôle plus sévère devrait être exercé au niveau de l'ingestion de calories sous forme de graisse (Sharkey, 1974).

Source: Sheppard, R.J., *Alive man*, 1972.

Quant à savoir si suivre une diète seulement est supérieur à l'exercice physique allié à un meilleur contrôle des habitudes alimentaires, il semble physiologiquement plus souhaitable de combiner diète et exercice physique. Ce système permet de s'attaquer davantage aux stocks de graisse tout en ménageant les stocks de protéines si essentielles pour le fonctionnement adéquat de l'organisme (fig. 6).

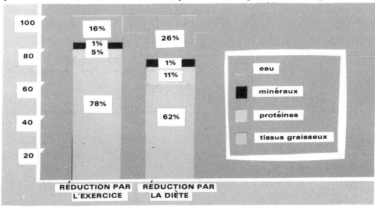

FIG. 6   Réduction du poids par l'exercice et par un régime amaigrissant.

La deuxième règle suggère de faire des exercices aérobies. Ce type d'exercices permet la réalisation d'un travail musculaire prolongé (+ de 3 minutes) dans des conditions aérobies (sans dette d'oxygène importante). Si l'effort est très intense (exercice anaérobie) vous dépensez certes plus de kcal pour la durée de cet effort mais comme vous ne pouvez prolonger longtemps un tel effort, il arrive qu'à long terme vous dépensez moins de kcal que lors d'un effort modéré mais prolongé.

De plus, l'exercice anaérobie exige un effort psychologiquement et physiquement très stressant qui sollicite à 100% et même plus (effort supra-maximal) le système cardio-vasculaire. Ces considérations interdisent ce type d'effort pour des personnes en mauvaise condition cardio-vasculaire et musculaire (risque de blessures).

La troisième règle recommande de faire un exercice aérobie le plus longtemps possible. Si vous avez lu le chapitre 1 (fig. 11) cette règle est facile à comprendre. Plus l'effort est prolongé, plus vous brûlez de kcal et plus vous faites appel à vos stocks de graisse (fig. 7).

Astrand et Rodahl citent dans leur volume quelques exemples d'individus tellement actifs que leur dépense calorique quotidienne est 2 fois et même 3 fois supérieure à la dépense calorique d'un individu moyen. Ainsi, ces auteurs rapportent que la participation au «Vasaloppet», laquelle est une compétition de ski de fond courue sur 85 kilomètres (environ 53 milles), représente une dépense de 6000 à 7000 kcal, soit l'équivalent calorique de près de 2 livres (environ 1 kg) de graisse. La dépense calorique lors d'une épreuve à bicyclette sur 300 km (190 milles) qui durait 14 heures a aussi été calculée. La dépense d'énergie est tout simplement fantastique; soit environ 10,500 kcal.

Ce sont là bien entendu des situations exceptionnelles et vécues par un très petit nombre d'individus; elles per-

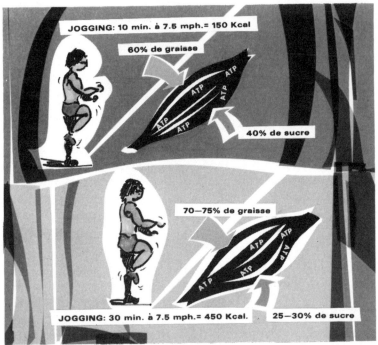

FIG. 7 Importance de la contribution des graisses lors du jogging prolongé.

mettent tout de même de constater jusqu'à quel sommet la dépense calorique peut s'élever. Les personnes qui participent à de telles épreuves doivent manger beaucoup afin de maintenir l'équilibre calorique. L'embonpoint n'est pas la préoccupation majeure de ces personnes.

Signalons enfin que pour un contrôle efficace du poids corporel par l'exercice, plusieurs auteurs suggèrent une dépense de 200 à 400 kcal par séance de conditionnement physique. Si vous désirez calculer les kilocalories que vous dépensez lors de votre jogging, utilisez 1) les données des tableaux 4 à 7 ou bien 2) la méthode de calcul basée sur la fréquence cardiaque pendant l'effort que vous trouverez dans l'annexe à la fin de l'ouvrage.

Pour ce qui est des quatrième et cinquième règles, nous vous référons au chapitre 4 (principes de base du conditionnement physique).

L'exercice augmente-t-il l'appétit?

«Depuis que j'ai commencé mes cours de conditionnement physique j'mange plus qu'avant!» Voilà une phrase qu'on entend souvent chez les adeptes du conditionnement physique. Est-ce vrai? Qu'en est-il au juste?

Voici ce qu'en disent deux célèbres physiologistes:

«Pour les dépenses d'énergie égales ou supérieures à 2,000 kcal/jour, il peut s'établir un équilibre entre la prise spontanée d'aliments et la dépense énergétique; lorsque cette dépense est très élevée (par exemple lors d'une randonnée pédestre), l'individu est rassasié avant d'avoir couvert sa dépense énergétique de la journée et il prélève une partie de l'énergie stockée dans ses réserves de graisse. Ces expériences ont amené Mayer à conclure qu'il existe deux façons de maintenir son poids corporel normal: en ayant souvent faim si l'on reste inactif physiquement ou en mangeant autant qu'on le désire si l'on pratique une activité physique relativement intense.» (1)

Autrement dit, si vous dépensez beaucoup d'énergie vous pouvez manger sans crainte d'engraisser.

Valeur du sauna et des ceintures vibratoires

Prendre un sauna constitue un moyen de détente pour l'organisme. Mais là s'arrête ses vertus. Le sauna peut faire perdre du poids mais il ne fait pas maigrir. La perte de poids

---

(1) Astrand et Rodahl, *Manuel de physiologie de l'exercice musculaire,* 1973.

est proportionnelle à la perte d'eau perdue lors de la sudation. Cette eau perdue est d'ailleurs remplacée au cours des heures qui suivent le sauna, autrement ce serait la déshydratation.

Quant aux fameuses ceintures vibratoires, il n'y a aucune évidence scientifique démontrant que les stocks de graisse peuvent être réduits localement par simple vibration.

Valeur des tables de poids-taille

Les tables de poids-taille (voir plus loin) nous donnent une «idée» du poids idéal que nous devrions avoir. Toutefois, ces tables ne nous donnent aucune indication concernant notre pourcentage de graisse, soit le poids de nos réserves de graisse. Cela est tellement vrai que deux individus de même taille (par exemple 5 pieds 10 pouces) peuvent avoir exactement le même poids corporel sans avoir le même pourcentage de graisse. La figure 8 illustre cette

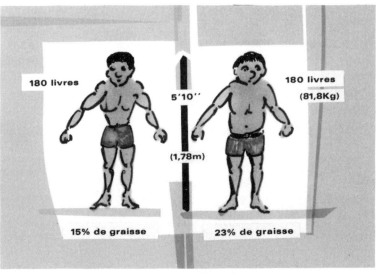

FIG. 8   Importance de la constitution du poids corporel.

situation. On remarque que l'individu A est plutôt costaud, bâti tout en muscles et n'a presque pas de graisse alors que l'individu B est plutôt grassouillet. Cette comparaison nous amène à parler des types physiques.

Il existe trois types physiques: 1) le mésomorphe, soit le type musculaire et costaud, 2) l'ectomorphe, soit le type maigrelet ayant une petite ossature et 3) l'endomorphe, soit le type grassouillet ayant une grosse ossature. Les figures 9 et 10 illustrent ces trois types. Pour déterminer le type physique d'une personne on se base donc 1) sur la grosseur de l'ossature, 2) sur l'importance de la musculature et 3) sur l'importance de la masse grasse. A défaut de faire évaluer d'une façon scientifique votre type physique, vous pouvez tout de même avoir une petite idée de celui-ci en vous servant des illustrations des figures 9 et 10 et en prenant le temps d'examiner attentivement votre ossature, votre musculature et votre masse grasse.

QUEL EST TON TYPE PHYSIQUE?

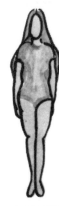 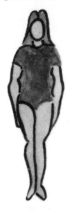 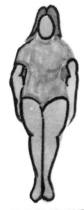

L'ECTOMORPHE
1 2 3 4 <u>5 6</u> 7

LE MÉSOMORPHE
1 2 3 4 <u>5 6 7</u>

L'ENDOMORPHE
1 2 3 4 <u>5 6</u> 7

A — Echelle pour établir le degré d'endomorphie

1 2	3 4 5	6 7
Très faible pourcentage de tissus gras et dimensions antéro-postérieures du bas-ventre relativement petites.	Pourcentage de gras moyen	Très gras et bas-ventre proéminant

B — Echelle pour établir le degré de mésomorphie

1 2	3 4 5	6 7
Très faible musculature	Musculature moyenne	Très forte musculature

C — Echelle pour établir le degré d'ectomorphie

1 2	3 4 5	6 7
Très forte ossature (gros os)	Ossature moyenne	Très petite ossature (petits os)

FIG. 9   Echelle d'évaluation du type physique (femme).

QUEL EST TON TYPE PHYSIQUE?

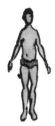 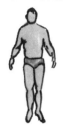 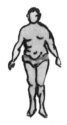

L'ECTOMORPHE   LE MÉSOMORPHE   L'ENDOMORPHE

1 2 3 4 5 6 7   1 2 3 4 5 6 7   1 2 3 4 5 6 7

A — Echelle pour établir le degré d'endomorphie

1 2	3 4 5	6 7
Très faible pourcentage de tissus gras et dimensions antéro-postérieures du bas-ventre relativement petites.	Pourcentage moyen de gras	Très gras et bas-ventre proéminent.

B — Echelle pour établir le degré de mésomorphie

1 2	3 4 5	6 7
Très faible musculature	Musculature moyenne	Très forte musculature

C — Echelle pour établir le degré d'ectomorphie

1 2	3 4 5	6 7
Très forte ossature (gros os)	Ossature moyenne	Très petite ossature (petits os)

Exemple: 632: signifie prédominance endormorphe, donc individu assez gras.

271: signifie prédominance mésomorphe, donc individu assez musclé.

136: signifie prédominance ectomorphe, donc individu maigrelet.

FIG. 10   Echelle d'évaluation du type physique (homme).

TABLES POIDS-TAILLE

Note: Le poids établi ci-dessous inclut le port de vêtements intérieurs.

HOMMES (25 ans et plus)

PETITE OSSATURE

Taille (sans souliers)	Limites normales	Surpoids: Modéré (10%)	Risques sérieux pour la santé Surpoids: 20%
6' 4"	164 — 175	193	210
6' 3"	160 — 171	188	205
6' 2"	156 — 167	184	201
6' 1"	152 — 162	178	194
6' 0"	148 — 158	174	190
5'11"	144 — 154	169	185
5'10"	140 — 150	165	180
5' 9"	136 — 145	160	174
5' 8"	132 — 141	155	169
5' 7"	128 — 137	151	164
5 6"	124 — 133	146	160
5' 5"	121 — 129	142	155
5' 4"	118 — 126	139	151
5' 3"	115 — 123	135	148
5' 2"	112 — 120	132	144

OSSATURE MOYENNE

Taille (sans souliers)	Limites normales	Surpoids: Modéré (10%)	Risques sérieux pour la santé Surpoids: 20%
6' 4''	172 — 190	209	228
6' 3''	167 — 185	204	222
6' 2''	162 — 180	198	216
6' 1''	158 — 175	193	210
6' 0''	154 — 170	187	204
5'11''	150 — 165	182	198
5'10''	146 — 160	176	192
5' 9''	142 — 156	172	187
5' 8''	138 — 152	167	182
5' 7''	134 — 147	162	176
5' 6''	130 — 143	157	172
5' 5''	127 — 139	153	167
5' 4''	124 — 136	150	163
5' 3''	121 — 133	146	160
5' 2''	118 — 129	142	155

GROSSE OSSATURE

Taille (sans souliers)	Limites normales	Surpoids: Modéré (10%)	Risques sérieux pour la santé Surpoids: 20%
6' 4''	182 — 204	224	245
6' 3''	178 — 199	219	239
6' 2''	173 — 194	213	233
6' 1''	168 — 189	208	227
6' 0''	164 — 184	202	221
5'11''	159 — 179	197	215
5'10''	155 — 174	191	209
5' 9''	151 — 170	187	204
5' 8''	147 — 166	183	199
5' 7''	142 — 161	177	193
5' 6''	138 — 156	172	187
5' 5''	135 — 152	167	182
5' 4''	132 — 148	163	177
5' 3''	129 — 144	158	173
5' 2''	126 — 141	155	169

FEMMES (25 ans et plus)

PETITE OSSATURE

Taille (sans souliers)	Limites normales	Surpoids: Modéré (10%)	Risques sérieux pour la santé Surpoids: 20%
6' 0''	138 — 148	163	178
5'11''	134 — 144	158	172
5'10''	130 — 140	154	168
5' 9''	126 — 135	149	163
5' 8''	122 — 131	144	157
5' 7''	118 — 127	140	152
5' 6''	114 — 123	134	148
5' 5''	111 — 119	131	142
5' 4''	108 — 116	128	139
5' 3''	105 — 113	124	136
5' 2''	102 — 110	121	132
5' 1''	99 — 107	118	128
5' 0''	96 — 104	114	125
4'11''	94 — 101	111	121
4'10''	92 — 98	108	116

OSSATURE MOYENNE

Taille (sans souliers)	Limites normales	Surpoids: Modéré (10%)	Risques sérieux pour la santé Surpoids: 20%
6' 0''	144 — 159	175	191
5'11''	140 — 155	171	186
5'10''	136 — 151	166	181
5' 9''	132 — 147	162	176
5' 8''	128 — 143	157	172
5' 7''	124 — 139	153	167
5' 6''	120 — 135	149	162
5' 5''	116 — 130	143	156
5' 4''	113 — 126	139	151
5' 3''	110 — 122	134	146
5' 2''	107 — 119	131	143
5' 1''	104 — 116	128	139
5' 0''	101 — 113	124	136
4'11''	98 — 110	121	132
4'10''	96 — 107	118	128

GROSSE OSSATURE

Taille (sans souliers)	Limites normales	Surpoids: Modéré (10%)	Risques sérieux pour la santé Surpoids: 20%
6' 0"	153 — 173	190	207
5'11"	149 — 168	185	202
5'10"	145 — 163	179	196
5' 9"	141 — 158	174	190
5' 8"	137 — 154	169	185
5' 7"	133 — 150	165	180
5' 6"	129 — 146	161	175
5' 5"	125 — 142	156	170
5' 4"	121 — 138	152	166
5' 3"	118 — 134	147	161
5' 2"	115 — 131	144	157
5' 1"	112 — 128	141	154
5' 0"	109 — 125	138	150
4'11"	106 — 122	134	146
4'10"	104 — 119	131	143

Tiré de Larson et Michelman, *International Guide to Fitness and Health*, 1973.

Conversion des livres en kilogrammes		Conversion des pieds en mètres		Conversion des pouces en centimètres	
Livres	Kilogrammes	Pieds	Mètres	Pouces	Centimètres
1	0.45	1	0.30	1	2.54
15	6.80	2	0.61	3	7.62
45	20.41	3	0.91	5	12.70
60	27.22	4	1.22	7	17.78
75	34.02	5	1.52	10	25.40
100	45.36	6	1.83		
130	58.50				
160	72.00				

Résumé

A partir de l'âge de 25 ans, les variations du poids corporel dépendent principalement de l'augmentation ou de la diminution de la masse maigre et/ou de la masse grasse. Il apparaît cependant qu'une large portion de la population adulte des pays industrialisés souffre d'un excès de poids principalement constitué d'un excédent de graisse. On peut, en utilisant efficacement l'exercice physique, diminuer la masse grasse tout en tonifiant et en renforçant la masse maigre. Dans ces conditions on maigrit tout en conservant à peu près le même poids. Mis à part les cas exceptionnels (super-obèses, troubles glandulaires, etc.), il semble justifier de dire que l'exercice physique allié à un meilleur contrôle des habitudes alimentaires s'avère une méthode très efficace pour contrôler son poids corporel et éviter ainsi les conséquences de l'obésité.

Troisième partie: Exercices

Les chapitres 11, 12 et 13 présentent quelques exercices de base pour renforcer les muscles abdominaux (antérieurs et obliques), dorsaux et fessiers. Il ne s'agit pas d'un répertoire exhaustif d'exercices. Nous désirons seulement vous présenter des exercices simples mais très efficaces. La plupart de ces exercices ne requièrent pas de matériel; il suffit d'un peu de volonté et de les faire régulièrement (3 à 5 fois par semaine). La présentation des exercices va, en général, du plus facile au plus difficile. Commencez lentement et arrêtez votre séance d'exercices lorsque la région musculaire sollicitée devient légèrement douloureuse. Trop de gens croient qu'il faut s'épuiser pour que l'exercice ait un effet optimal; cela est complètement faux (les Américains disent «train don't strain»). Précisons enfin que les personnes souffrant d'hernies abdominales ou de troubles au niveau de la colonne vertébrale (disques endommagés ou enlevés, déformation posturale importante, etc.) devraient s'assurer qu'elles peuvent exécuter tel ou tel exercice sans risquer d'aggraver leur état.

Chapitre 11

Progression d'exercices pour renforcer les abdominaux antérieurs

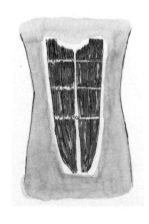

Les abdominaux antérieurs font partie des muscles de l'abdomen. Ce groupe musculaire est sans doute celul qui est le plus affecté par le mode de vie sédentaire de l'homme moderne. Des abdominaux fermes empêchent l'affaissement des viscères, assurent le maintien d'une bonne posture et constituent un moyen efficace pour combattre la douleur dans le bas du dos.

Respiration: *EXPIRER* (progressivement) lors de la contraction des muscles abdominaux et *INSPIRER* lors du relâchement musculaire.

Expirer (1) signifie expirer dans la phase 1 de l'exercice.

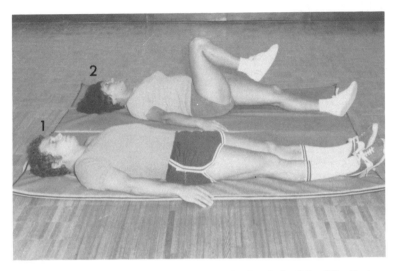

Départ (1). Fléchir alternativement une jambe à la fois (2). Expirer lors de la montée du genou.

S'appuyer sur les avant-bras et faire du pédalo. Respirer régulièrement.

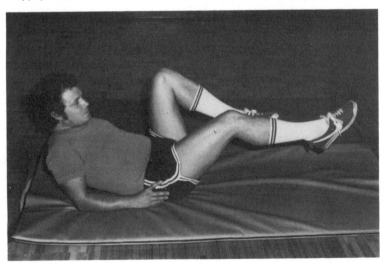

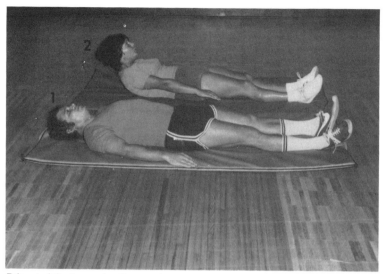

Départ (1). Lever la tête et le tronc jusqu'à ce que les omoplates ne touchent plus le sol (2). Expirer (2).
Départ (1). Lever un pied jusqu'à la verticale (2). Expirer (2).

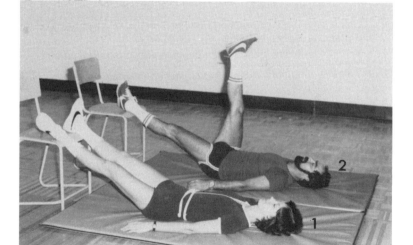

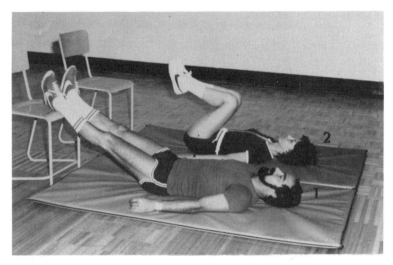

Départ (1). Fléchir simultanément les jambes (2). Expirer (2).

Départ (1). Lever les jambes jusqu'à la verticale (2), puis redescendre lentement les pieds sur la chaise. Expirer (2). Maintenir le bas du dos plaqué au sol en tout temps.

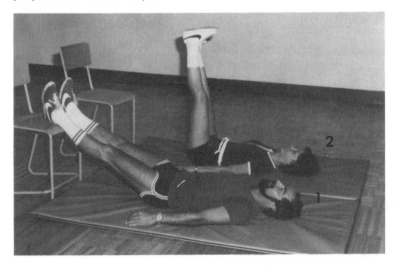

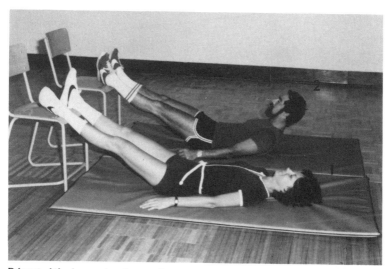

Départ (1). Lever la tête et le tronc jusqu'à ce que les omoplates ne touchent plus le sol (2). Expirer (2).

Départ (1). La main droite doit toucher au pied gauche (2) et vice versa. Expirer (2).

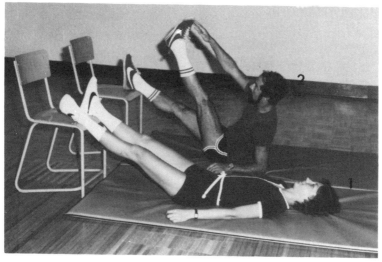

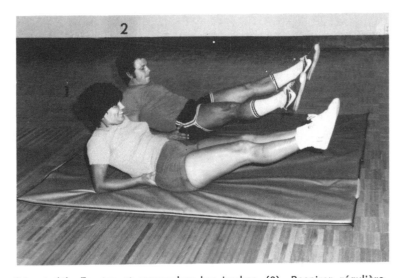

Départ (1). Ecarter et rapprocher les jambes (2). Respirer régulièrement.
Faire attention au dos qui creuse; ce sont les abdominaux qui doivent travailler, pas les dorsaux!

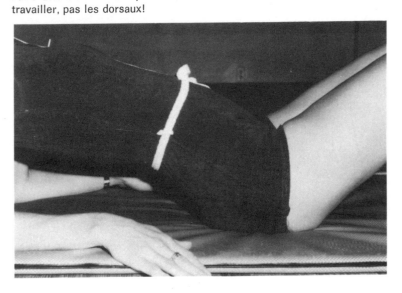

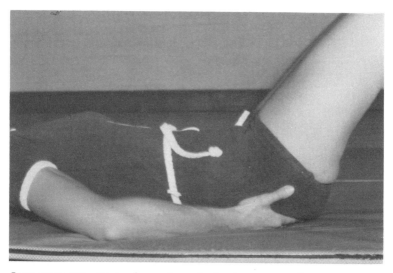

Pour ceux qui ont tendance à avoir le dos creux, placer les mains sous les fesses (partie supérieure).

Départ (1). Faire des croisements de jambes (2) ou encore des battements (3). Respirer régulièrement.

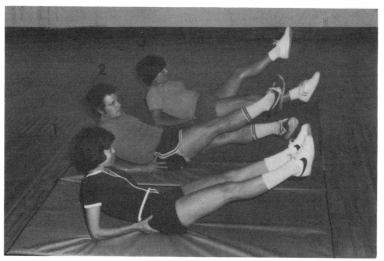

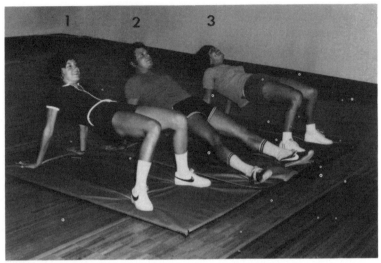

Départ (1). Allonger simultanément les jambes en les écartant (2), puis les ramener (3). Expirer (2) et maintenir le bassin haut.

Variante de l'exercice précédent: allonger les jambes en les gardant ensemble. (Exercice plus difficile que le précédent.)

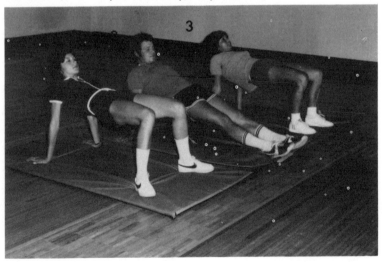

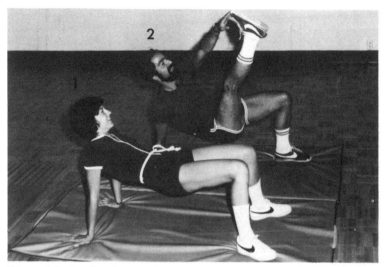

Départ (1). Toucher le pied droit avec la main gauche (2) et vice-versa. Expirer (2).

Départ (1). Redresser le tronc (2). Toucher les genoux avec les coudes. Expirer (2).

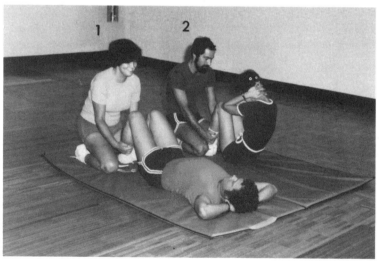

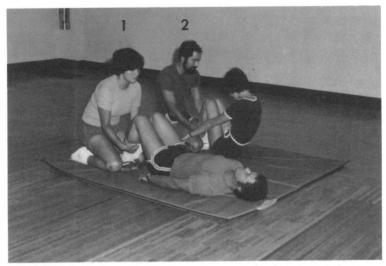

Variante de l'exercice précédent; les bras sont de chaque côté du corps. (Exercice plus facile que le précédent.)

Départ (1). Se déplier (2) et reprendre la position de départ (3). Expirer lors du repliement (3).

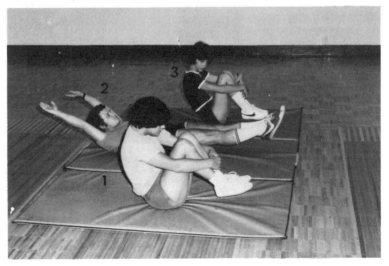

Chapitre 12

Progression d'exercices pour renforcer les abdominaux obliques

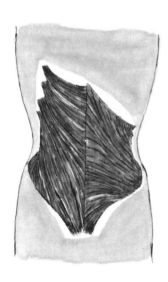

Les obliques font partie des muscles de l'abdomen. Ces muscles ceinturent la taille et constituent une gaine naturelle qu'on a avantage à protéger.

Respiration: même méthode que pour les abdominaux antérieurs.

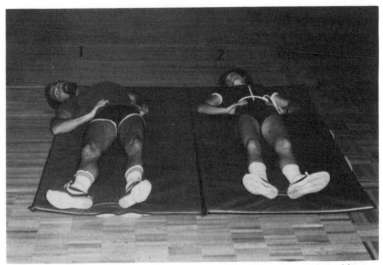

Départ (1). Faire une flexion latérale du tronc (2) et sentir les obliques qui durcissent.

Départ (1). Aller porter les genoux au sol à gauche (2) et à droite (3). Expirer (2, 3).

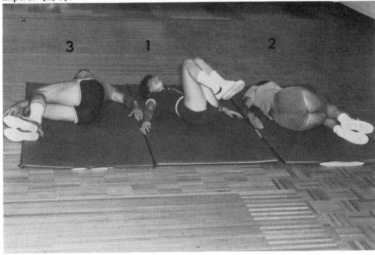

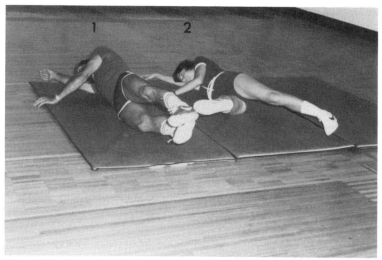

Départ (1). Elever les jambes à environ 6 à 10 pouces (15 à 25 cm) du sol et faire des mouvements en ciseaux (2). Respirer régulièrement.

Départ (1). Lever simultanément les jambes (2). Expirer (2) et ne pas tourner les hanches.

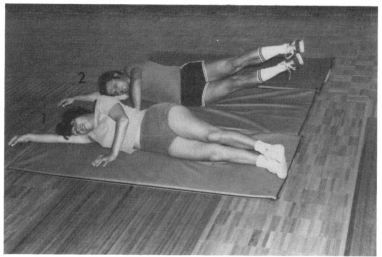

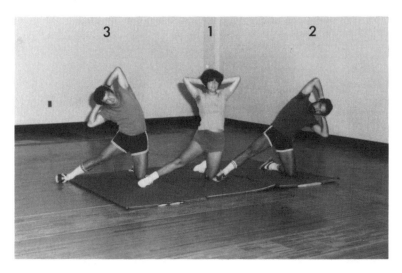

Départ (1). Faire une flexion du tronc à gauche (2) et à droite (3) (mouvement de pendule). Respirer régulièrement.

Variante de l'exercice précédent: les bras sont allongés (Exercice plus difficile).

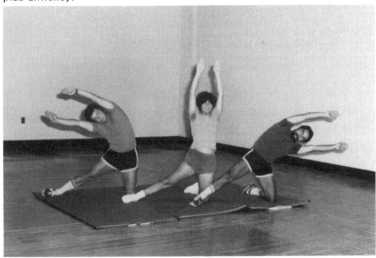

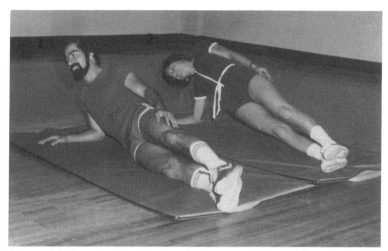

Départ (1). Lever les hanches le plus haut possible (2). Expirer pendant la montée des hanches.

Départ (1). Abaisser les jambes ensemble vers le sol à gauche (2), puis à droite (3). Inspirer lorsque les jambes descendent et expirer lorsqu'elles montent.

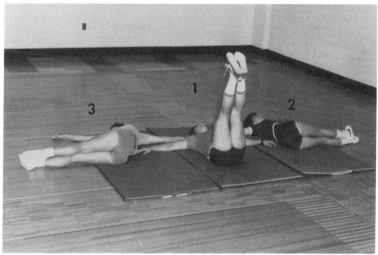

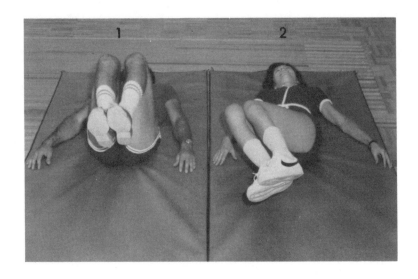

Départ (1). Décrire un cercle avec les genoux (2,3,4). Inspirer (1) et expirer lentement (2,3,4).

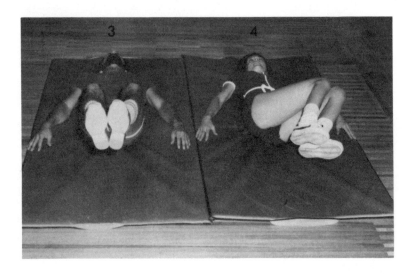

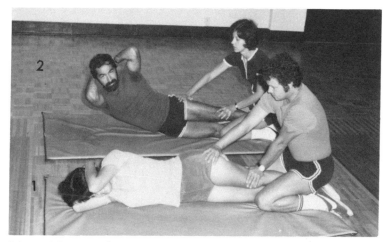

Départ (1). Lever le tronc (2). Le partenaire doit vous empêcher de rouler sur vos hanches et doit bien fixer les chevilles au sol. Expirer (2).

Variante de l'exercice précédent; les bras sont allongés. (Exercice plus difficile que le précédent.)

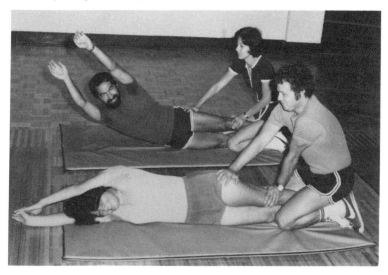

Chapitre 13

Exercices pour les muscles du dos et des fesses

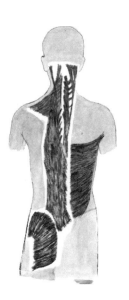

Bien que relativement moins affectés que les abdominaux par le mode de vie actuel, les muscles dorsaux et fessiers, s'ils sont bien entretenus, aident au maintien d'une bonne posture et facilitent la pratique du jogging.

Respiration: suivre les indications du texte.

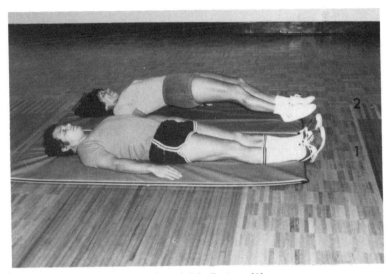

Départ (1). Soulever le dos du sol (2). Expirer (2).

Départ (1). Partie supérieure du tronc bien relâchée, exécuter des battements de jambes (2). Respirer régulièrement.

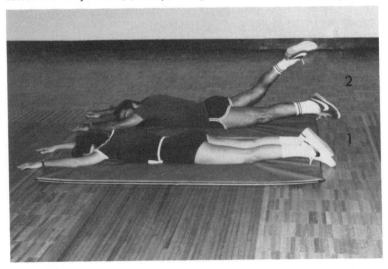

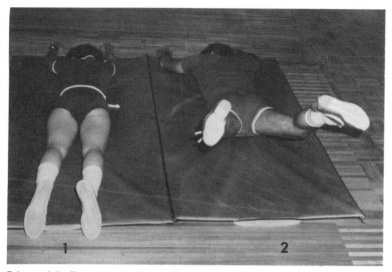

Départ (1). Ecarter puis rapprocher les jambes (2). Respirer régulièrement.

Variante de l'exercice précédent: faire des croisements de jambes.

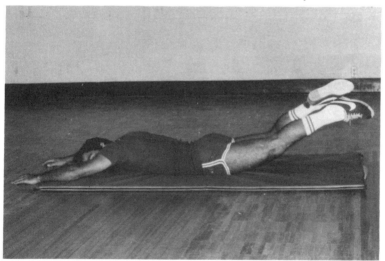

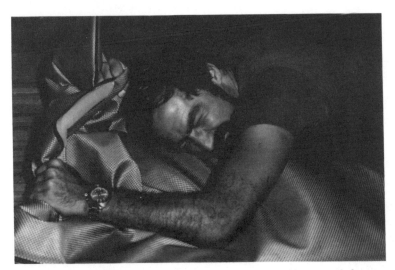

Pourquoi toutes ces crispations et toute cette souffrance? Il faut apprendre à décontracter le haut du corps lorsque c'est le bas qui doit travailler.

Départ (1). Lever le bras droit en même temps que la jambe gauche (2) et vice versa. Expirer (2).

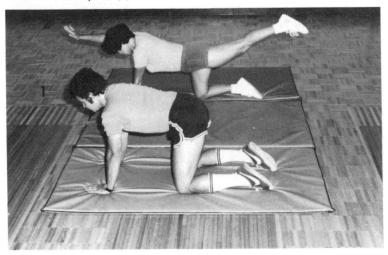

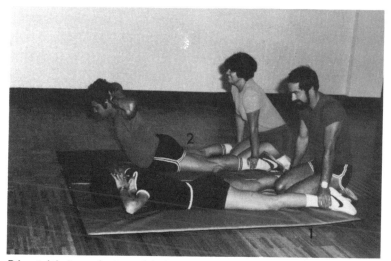

Départ (1). Lever le tronc (2). Le partenaire fixe les chevilles au sol.

Départ (1). Lever en même temps bras et jambes et garder cette position environ 3 secondes (2). Ensuite, relâcher pour revenir à la position 1. Expirer lors du relâchement.

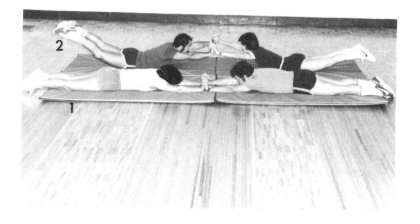

Annexe

ESTIMATION DES KCAL DÉPENSÉES
À PARTIR DE LA FRÉQUENCE CARDIAQUE

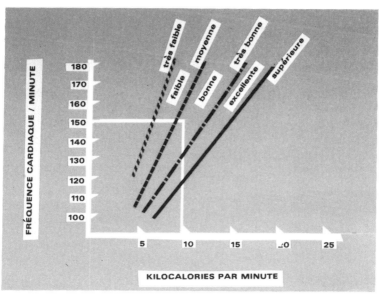

Adaptation de B.J. Sharkey, *Physiological Fitness and Weight Control*, Mountain Press Publishing Co., Missoula, Montana, U.S.A., 1974.

La dépense d'énergie est directement reliée à la fréquence cardiaque (Fc). Cette relation varie cependant selon le niveau de la condition physique. Pour les personnes en mauvaise condition physique, une Fc élevée n'indique pas une dépense d'énergie élevée.

EXEMPLE: Jean est en bonne condition physique. Il fait 10 minutes de jogging avec une Fc moyenne de 150 battements/mn. Jean a donc dépensé en moyenne 10 kcal/mn.

Bibliographie générale

Cette bibliographie comprend tous les volumes (partie A),
les articles et les thèses (partie B), les rapports, les pério-
diques et autres publications spécialisées (partie C) qui ont
été consultés.

A — Volumes

Astrand, P.O. et Rodahl, K., *Manuel de physiologie de l'exer-
cice musculaire*, Masson et Cie, Paris, 1973.
Bohannon, R.L., *Guidelines for Succesful Jogging*, National
Jogging Association, Washington, 1972.
Bouchard, C. et Brunelle, J., *En Mouvement*, Editions du Péli-
can, Québec, 1970.
Bouchard, C., Landry, F., Brunelle, J. et Godbout, P., *La Con-
dition physique et le bien-être*, Editions du Pélican, Qué-
bec, 1974.
Chevalier, R., *Conditionnement physique I et II (manuel-gui-
de)*, C.E.G.E.P. Montmorency, Laval, 1974.
Cooper, K.H., *The New Aerobics*, M. Evans and Co., New
York, 1970.

Costill, D.L., *Distance Running,* AAHPER, Washington, 1968.

Cureton, T.K., *Physical Fitness Workbook for Adults,* Stipes Publishing, Illinois, 1970.

Fletcher, G.D. et Cantwell, J.D., *Exercise in the Management of Coronary Heart Disease,* Charles C. Thomas, Springfield, 1971.

Fox, E.L. et Mathews, D.K., *Interval-Training,* W.B. Saunders Co., Philadelphia, 1974.

Guillet, R. et Genéty, J., *Abrégé de Médecine du Sport,* Masson et Cie, Paris, 1973.

Hockey, R.V., *Physical Fitness,* 2e édition, The C.V. Mosby Co., St-Louis, 1973.

Johnson, P. et Stolberg, D., *Conditioning,* Prentice-Hall, Inc., New Jersey, 1971.

Kapandji, I.A., *Physiologie articulaire, Fascicule III,* Librairie Maloine S.A., Paris, 1972.

Karpovich, P.V., *Physiology of Muscular Exercise,* 6e édition, W.B. Saunders, New York, 1969.

Larson, L.A., *Fitness, Health and Work Capacity: International Standards for Assessment,* MacMillan Publishing Co., Inc. et Collier MacMillan Publishers, New York et Londres, 1974.

Larson, L.A. et Michelman, H., *International Guide to Fitness and Health,* Crown Publishers Inc., New York, 1973.

Macorigh, F. et Battista, E., *Hygiène et Prophylaxie,* Vigot Frères, Paris, 1973.

Mathews, D.K. et Fox, E.L., *The Physiological Basis of Physical Education and Athletics,* W.B. Saunders Co., Philadelphia, 1971.

Morehouse, L. et Miller, A.T., *Physiology of Exercise,* 6e édition, The C.V. Mosby Co., St. Louis, 1971.

Ricci, B., *Physical and Physiological Conditioning for Men,* 2e édition, W.M. Brown Co., Dubuque, 1972.

Roby, F.B. et Russell, P.D., *Jogging for Fitness and Weight Control,* W.B. Saunders Co., Philadelphia, 1970.

Ryan, A.J. et Allman Jr, F.L., *Sports Medicine,* Academic Press, New York, 1974.

Selye, H., *Stress sans détresse,* Editions La Presse, Montréal, 1974.

Sharkey, B.J., *Physiological Fitness and Weight Control,* Mountain Press Publishing Co., Missoula, 1974.

Shephard, R.J., *Alive Man,* Charles C. Thomas, Springfield, 1972.

Toffler, A., *Le Choc du futur,* Editions Denoël, Paris, 1971.

Van Huss, W.D., Niemeyer, R.K., Olson, H.W. et Friedrich, J.A., *Physical Activity in Modern Living,* 2e édition, Prentice-Hall, Inc., Englewood Cliffs, 1969.

Wessel, J.A., *Movement Fundamentals,* 3e édition, Prentice-Hall, Inc., Englewood Cliffs, 1970.

Wilmore, J.H., *Exercise and Sport Sciences Reviews, Vol. 1,* Academic Press, New York, 1973.

B — Articles

Chevalier, R., *Réponse circulatoire, ventilatoire et métabolique lors du pelletage de la neige avec et sans réchauffement musculaire,* thèse de maîtrise non publiée, Montréal, 1973.

Cooper, K.H., Purdy, J.G. et White, S.R., *Age Fitness Adjusted maximum Heart Rates,* communication présentée lors du 21e congrès annuel de l'American College of Sports Medicine, Knoxville, Tenn., 1974.

Johnson, M.L., Burke, B.S. et Mayer, J., *Relative Importance of Inactivity and Overeating in the Energy Balance of Obese High School Girls,* in Am. J. Clin. Nutr., 4:37, 1956.

Mayer, J. et Thomas, D.W., *Regulation of Food Intake and Obesity,* in Science, 156:328, 1967.

Passmore, R. et Durnin, J.V.G.A., *Human Energy Expenditure,* in Physiol. Rev., 35:801, 1955.

Rinehart, L.M., *Muscle Cramps: a Knotty Problem,* in Fitness for Living, janvier 1974.

Stefanick, P.A., Heald Jr., F.P., Moyer, J., *Caloric Intake in Relation to Energy Output of Obese and Non-Obese Adolescent Boys,* in Am. J. Clin. Nutr., 7:55, 1959.

C — Périodiques et rapports

Lalonde, Marc, *Nouvelles Perspectives de la santé des Canadiens* (document de travail), publié par le Gouvernement du Canada, 1974.

Rapport préliminaire de l'enquête Nutrition-Canada, 1974.

Medicine and Science in Sports, in journal officiel de l'American College of Sports Medicine, Madison, U.S.A.

The Jogger, in journal officiel de la National Jogging Association, Washington, D.C. 20006, U.S.A.

Physical Fitness Research Digest, publié par The President's Council on Physical Fitness and Sports, Washington, D.C., 20201.

Physical Fitness News Letter, édité par H. Harrison Clarke, University of Oregon, Eugene, Oregon 97403.

Liste des tableaux

CHAPITRE 9

CHAPITRE 10

Liste des figures

CHAPITRE 3

CHAPITRE 7

CHAPITRE 8

CHAPITRE 9

Achevé d'imprimer sur les presses de
L'IMPRIMERIE ELECTRA *
pour
LES EDITIONS DE L'HOMME LTÉE

* Division du groupe Sogides Ltée

Ouvrages parus
chez les Éditeurs du groupe Sogides

Ouvrages parus aux
ÉDITIONS
DE L'HOMME

ART CULINAIRE

Art d'apprêter les restes (L'),
S. Lapointe, 4.00
Art de vivre en bonne santé (L'),
Dr W. Leblond, 3.00
Boîte à lunch (La), L. Lagacé, 4.00
101 omelettes, M. Claude, 3.00
Cocktails de Jacques Normand (Les),
J. Normand, 3.00
Congélation (La), S. Lapointe, 4.00
Conserves (Les), Soeur Berthe, 4.00
Cuisine chinoise (La), L. Gervais, 4.00
Cuisine de maman Lapointe (La),
S. Lapointe, 3.00
Cuisine de Pol Martin (La), Pol Martin, 4.00
Cuisine des 4 saisons (La),
Mme Hélène Durand-LaRoche, 4.00
Cuisine en plein air, H. Doucet, 3.00
Cuisine française pour Canadiens,
R. Montigny, 4.00
Cuisine italienne (La), Di Tomasso, 3.00
Diététique dans la vie quotidienne,
L. Lagacé, 4.00
En cuisinant de 5 à 6, J. Huot, 3.00
Fondues et flambées, S. Lapointe, 4.00
Fruits (Les), J. Goode, 5.00

Grande Cuisine au Pernod (La),
S. Lapointe, 3.00
Hors-d'oeuvre, salades et buffets froids,
L. Dubois, 3.00
Légumes (Les), J. Goode, 6.00
Madame reçoit, H.D. LaRoche, 4.00
Mangez bien et rajeunissez, R. Barbeau, 3.00
Poissons et fruits de mer,
Soeur Berthe, 4.00
Recettes à la bière des grandes cuisines
Molson, M.L. Beaulieu, 4.00
Recettes au "blender", J. Huot, 4.00
Recettes de gibier, S. Lapointe, 4.00
Recettes de Juliette (Les), J. Huot, 4.00
Recettes de maman Lapointe,
S. Lapointe, 3.00
Régimes pour maigrir, M.J. Beaudoin, 4.00
Tous les secrets de l'alimentation,
M.J. Beaudoin, 2.50
Vin (Le), P. Petel, 3.00
Vins, cocktails et spiritueux,
G. Cloutier, 3.00
Vos vedettes et leurs recettes,
G. Dufour et G. Poirier, 3.00
Y'a du soleil dans votre assiette,
Georget-Berval-Gignac, 3.00

DOCUMENTS, BIOGRAPHIE

Architecture traditionnelle au Québec (L'),
Y. Laframboise, 10.00
Art traditionnelle au Québec (L'),
Lessard et Marquis, 10.00
Acadiens (Les), E. Leblanc, 2.00
Bien-pensants (Les), P. Berton, 2.50

Bolduc (La), R. Benoît, 1.50
Bourassa-Québec, R. Bourassa, 1.00
Camillien Houde, H. Larocque, 1.00
Canadiens et nous (Les), J. de Roussan, 1.00
Ce combat qui n'en finit plus,
A. Stanké,-J.L. Morgan, 3.00
Charlebois, qui es-tu?, B. L'Herbier, 3.00

Des hommes qui bâtissent le Québec, collaboration, **3.00**

Deux innocents en Chine rouge, P.E. Trudeau, J. Hébert, **2.00**

Drapeau canadien (Le), L.A. Biron, **1.00**

Drogues, J. Durocher, **3.00**

Egalité ou indépendance, D. Johnson, **2.00**

Epaves du Saint-Laurent (Les), J. Lafrance, **3.00**

Ermite (L'), L. Rampa, **4.00**

Exxoneration, R. Rohmer, **7.00**

Fabuleux Onassis (Le), C. Cafarakis, **4.00**

Félix Leclerc, J.P. Sylvain, **2.50**

Fête au village, P. Legendre, **2.00**

France des Canadiens (La), R. Hollier, **1.50**

Francois Mauriac, F. Seguin, **1.00**

Greffes du coeur (Les), collaboration, **2.00**

Han Suyin, F. Seguin, **1.00**

Hippies (Les), Time-coll., **3.00**

Imprévisible M. Houde (L'), C. Renaud, **2.00**

Insolences du Frère Untel, F. Untel, **2.00**

J'aime encore mieux le jus de betteraves, A. Stanké, **2.50**

Jean Rostand, F. Seguin, **1.00**

Juliette Béliveau, D. Martineau, **3.00**

Lamia, P.T. de Vosjoli, **5.00**

Louis Aragon, F. Seguin, **1.00**

Magadan, M. Solomon, **6.00**

Maison traditionnelle au Québec (La), M. Lessard, G. Vilandré, **10.00**

Maîtresse (La), James et Kedgley, **4.00**

Mammifères de mon pays, Duchesnay-Dumais, **3.00**

Masques et visages du spiritualisme contemporain, J. Evola, **5.00**

Michel Simon, F. Seguin, **1.00**

Michèle Richard raconte Michèle Richard, M. Richard, **2.50**

Mozart, raconté en 50 chefs-d'oeuvre, P. Roussel, **5.00**

Nationalisation de l'électricité (La), P. Sauriol, **1.00**

Napoléon vu par Guillemin, H. Guillemin, **2.50**

Objets familiers de nos ancêtres, L. Vermette, N. Genêt, L. Décarie-Audet, **6.00**

On veut savoir, (4 t.), L. Trépanier, **1.00** ch.

Option Québec, R. Lévesque, **2.00**

Pour entretenir la flamme, L. Rampa, **4.00**

Pour une radio civilisée, G. Proulx, **2.00**

Prague, l'été des tanks, collaboration, **3.00**

Premiers sur la lune, Armstrong-Aldrin-Collins, **6.00**

Prisonniers à l'Oflag 79, P. Vallée, **1.00**

Prostitution à Montréal (La), T. Limoges, **1.50**

Provencher, le dernier des coureurs des bois, P. Provencher, **6.00**

Québec 1800, W.H. Bartlett, **15.00**

Rage des goof-balls (La), A. Stanké, M.J. Beaudoin, **1.00**

Rescapée de l'enfer nazi, R. Charrier, **1.50**

Révolte contre le monde moderne, J. Evola, **6.00**

Riopelle, G. Robert, **3.50**

Struma (Le), M. Solomon, **7.00**

Terrorisme québécois (Le), Dr G. Morf, **3.00**

Ti-blanc, mouton noir, R. Laplante, **2.00**

Treizième chandelle (La), L. Rampa, **4.00**

Trois vies de Pearson (Les), Poliquin-Beal, **3.00**

Trudeau, le paradoxe, A. Westell, **5.00**

Ultimatum, R. Rohmer, **6.00**

Un peuple oui, une peuplade jamais! J. Lévesque, **3.00**

Un Yankee au Canada, A. Thério, **1.00**

Une culture appelée québécoise, G. Turi, **2.00**

Vizzini, S. Vizzini, **5.00**

Vrai visage de Duplessis (Le), P. Laporte, **2.00**

ENCYCLOPEDIES

Encyclopédie de la maison québécoise, Lessard et Marquis, **8.00**

Encyclopédie des antiquités du Québec, Lessard et Marquis, **7.00**

Encyclopédie des oiseaux du Québec, W. Earl Godfrey, **8.00**

Encyclopédie du jardinier horticulteur, W.H. Perron, **8.00**

Encyclopédie du Québec, Vol. I et Vol. II, L. Landry, **6.00** ch.

ESTHETIQUE ET VIE MODERNE

Cellulite (La), Dr G.J. Léonard, 4.00
Chirurgie plastique et esthétique (La), Dr A. Genest, 2.00
Embellissez votre corps, J. Ghedin, 2.00
Embellissez votre visage, J. Ghedin, 1.50
Etiquette du mariage, Fortin-Jacques, Farley, 4.00
Exercices pour rester jeune, T. Sekely, 3.00
Exercices pour toi et moi, J. Dussault-Corbeil, 5.00
Face-lifting par l'exercice (Le), S.M. Rungé, 4.00
Femme après 30 ans, N. Germain, 3.00

Femme émancipée (La), N. Germain et L. Desjardins, 2.00
Leçons de beauté, E. Serei, 2.50
Médecine esthétique (La), Dr G. Lanctôt, 5.00
Savoir se maquiller, J. Ghedin, 1.50
Savoir-vivre, N. Germain, 2.50
Savoir-vivre d'aujourd'hui (Le), M.F. Jacques, 3.00
Sein (Le), collaboration, 2.50
Soignez votre personnalité, messieurs, E. Serei, 2.00
Vos cheveux, J. Ghedin, 2.50
Vos dents, Archambault-Déom, 2.00

LINGUISTIQUE

Améliorez votre français, J. Laurin, 4.00
Anglais par la méthode choc (L'), J.L. Morgan, 3.00
Dictionnaire en 5 langues, L. Stanké, 2.00

Petit dictionnaire du joual au français, A. Turenne, 3.00
Savoir parler, R.S. Catta, 2.00
Verbes (Les), J. Laurin, 4.00

LITTERATURE

Amour, police et morgue, J.M. Laporte, 1.00
Bigaouette, R. Lévesque, 2.00
Bousille et les justes, G. Gélinas, 3.00
Candy, Southern & Hoffenberg, 3.00
Cent pas dans ma tête (Les), P. Dudan, 2.50
Commettants de Caridad (Les), Y. Thériault, 2.00
Des bois, des champs, des bêtes, J.C. Harvey, 2.00
Ecrits de la Taverne Royal, collaboration, 1.00
Hamlet, Prince du Québec, R. Gurik, 1.50
Homme qui va (L'), J.C. Harvey, 2.00
J'parle tout seul quand j'en narrache, E. Coderre, 3.00
Malheur a pas des bons yeux (Le), R. Lévesque, 2.00
Marche ou crève Carignan, R. Hollier, 2.00
Mauvais bergers (Les), A.E. Caron, 1.00

Mes anges sont des diables, J. de Roussan, 1.00
Mon 29e meurtre, Joey, 8.00
Montréalités, A. Stanké, 1.50
Mort attendra (La), A. Malavoy, 1.00
Mort d'eau (La), Y. Thériault, 2.00
Ni queue, ni tête, M.C. Brault, 1.00
Pays voilés, existences, M.C. Blais, 1.50
Pomme de pin, L.P. Dlamini, 2.00
Printemps qui pleure (Le), A. Thério, 1.00
Propos du timide (Les), A. Brie, 1.00
Séjour à Moscou, Y. Thériault, 2.00
Tit-Coq, G. Gélinas, 4.00
Toges, bistouris, matraques et soutanes, collaboration, 1.00
Un simple soldat, M. Dubé, 4.00
Valérie, Y. Thériault, 2.00
Vertige du dégoût (Le), E.P. Morin, 1.00

LIVRES PRATIQUES – LOISIRS

Aérobix, Dr P. Gravel, **3.00**
Alimentation pour futures mamans,
 T. Sekely et R. Gougeon, **3.00**
Apprenez la photographie avec Antoine
 Desilets, A. Desilets, **5.00**
Armes de chasse (Les), Y. Jarrettie, **3.00**
Bougies (Les), W. Schutz, **4.00**
Bricolage (Le), J.M. Doré, **4.00**
Bricolage au féminin (Le), J.-M. Doré, **3.00**
Bridge (Le), V. Beaulieu, **4.00**
Camping et caravaning, J. Vic et
 R. Savoie, **2.50**
Caractères par l'interprétation des visages,
 (Les), L. Stanké, **4.00**
Ciné-guide, A. Lafrance, **3.95**
Chaînes stéréophoniques (Les),
 G. Poirier, **6.00**
Cinquante et une chansons à répondre,
 P. Daigneault, **3.00**
Comment prévoir le temps, E. Neal, **1.00**
Comment tirer le maximum d'une mini-
 calculatrice, H. Mullish, **4.00**
Conseils à ceux qui veulent bâtir,
 A. Poulin, **2.00**
Conseils aux inventeurs, R.A. Robic, **3.00**
Couture et tricot, M.H. Berthouin, **2.00**
Dictionnaire des mots croisés,
 noms propres, collaboration, **6.00**
Dictionnaire des mots croisés,
 noms communs, P. Lasnier, **5.00**
Fins de partie aux dames,
 H. Tranquille, G. Lefebvre, **4.00**
Fléché (Le), L. Lavigne et F. Bourret, **4.00**
Fourrure (La), C. Labelle, **4.00**
Guide complet de la couture (Le),
 L. Chartier, **4.00**
Guide de l'astrologie (Le), J. Manolesco, **3.00**
Hatha-yoga pour tous, S. Piuze, **4.00**
8/Super 8/16, A. Lafrance, **5.00**
Hypnotisme (L'), J. Manolesco, **3.00**
Informations touristiques, la France,
 Deroche et Morgan, **2.50**
Informations touristiques, le Monde,
 Deroche, Colombani, Savoie, **2.50**

Interprétez vos rêves, L. Stanké, **4.00**
J'installe mon équipement stéréo, T. I et II,
 J.M. Doré, **3.00 ch.**
Jardinage (Le), P. Pouliot, **4.00**
Je décore avec des fleurs, M. Bassili, **4.00**
Je développe mes photos, A. Desilets, **6.00**
Je prends des photos, A. Desilets, **6.00**
Jeux de société, L. Stanké, **3.00**
Lignes de la main (Les), L. Stanké, **4.00**
Massage (Le), B. Scott, **4.00**
Météo (La), A. Ouellet, **3.00**
Nature et l'artisanat (La), P. Roy, **4.00**
Noeuds (Les), G.R. Shaw, **4.00**
Origami I, R. Harbin, **3.00**
Origami II, R. Harbin, **3.00**
Ouverture aux échecs (L'), C. Coudari, **4.00**
Photo-guide, A. Desilets, **3.95**
Plantes d'intérieur (Les), P. Pouliot, **6.00**
Poids et mesures, calcul rapide,
 L. Stanké, **3.00**
Poissons du Québec, Juchereau-
 Duchesnay, **2.00**
Pourquoi et comment cesser de fumer,
 A. Stanké, **1.00**
La retraite, D. Simard, **2.00**
Tapisserie (La), T.-M. Perrier,
 N.-B. Langlois, **5.00**
Taxidermie (La), J. Labrie, **4.00**
Technique de la photo, A. Desilets, **6.00**
Techniques du jardinage (Les),
 P. Pouliot, **6.00**
Tenir maison, F.G. Smet, **2.00**
Tricot (Le), F. Vandelac, **3.00**
Trucs de rangement no 1, J.M. Doré, **3.00**
Trucs de rangement no 2, J.M. Doré, **4.00**
Vive la compagnie, P. Daigneault, **3.00**
Vivre, c'est vendre, J.M. Chaput, **4.00**
Voir clair aux dames, H. Tranquille, **3.00**
Voir clair aux échecs, H. Tranquille, **4.00**
Votre avenir par les cartes, L. Stanké, **4.00**
Votre discothèque, P. Roussel, **4.00**
Votre pelouse, P. Pouliot, **5.00**

LE MONDE DES AFFAIRES ET LA LOI

ABC du marketing (L'), A. Dahamni, **3.00**
Bourse (La), A. Lambert, **3.00**
Budget (Le), collaboration, **4.00**
Ce qu'en pense le notaire, Me A. Senay, **2.00**
Connaissez-vous la loi? R. Millet, **3.00**
Dactylographie (La), W. Lebel, **2.00**
Dictionnaire de la loi (Le), R. Millet, **2.50**

Dictionnaire des affaires (Le), W. Lebel, **3.00**
Dictionnaire économique et financier,
 E. Lafond, **4.00**
Divorce (Le), M. Champagne et Léger, **3.00**
Guide de la finance (Le), B. Pharand, **2.50**
Loi et vos droits (La),
 Me P.A. Marchand, **5.00**
Secrétaire (Le/La) bilingue, W. Lebel, **2.50**

PATOF

Cuisinons avec Patof, J. Desrosiers, **1.29**
Patof raconte, J. Desrosiers, **0.89**

Patofun, J. Desrosiers, **0.89**

SANTE, PSYCHOLOGIE, EDUCATION

Activité émotionnelle (L'), P. Fletcher, 3.00
Apprenez à connaître vos médicaments,
  R. Poitevin, 3.00
Caractères et tempéraments,
  C.-G. Sarrazin, 3.00
Comment nourrir son enfant,
  L. Lambert-Lagacé, 4.00
Comment vaincre la gêne et la timidité,
  R.S. Catta, 3.00
Communication et épanouissement
  personnel, L. Auger, 4.00
Complexes et psychanalyse,
  P. Valinieff, 4.00
Contraception (La), Dr L. Gendron, 3.00
Cours de psychologie populaire,
  F. Cantin, 4.00
Dépression nerveuse (La), collaboration, 3.00
Développez votre personnalité,
  vous réussirez, S. Brind'Amour, 3.00
Douze premiers mois de mon enfant (Les),
  F. Caplan, 10.00
Dynamique des groupes,
  Aubry-Saint-Arnaud, 3.00
En attendant mon enfant,
  Y.P. Marchessault, 4.00
Femme enceinte (La), Dr R. Bradley, 4.00
Guérir sans risques, Dr E. Plisnier, 3.00
Guide des premiers soins, Dr J. Hartley, 4.00

Guide médical de mon médecin de famille,
  Dr M. Lauzon, 3.00
Langage de votre enfant (Le),
  C. Langevin, 3.00
Maladies psychosomatiques (Les),
  Dr R. Foisy, 3.00
Maman et son nouveau-né (La),
  T. Sekely, 3.00
Parents face à l'année scolaire (Les),
  collaboration, 2.00
Personne humaine (La),
  Y. Saint-Arnaud, 4.00
Pour vous future maman, T. Sekely, 3.00
15/20 ans, F. Tournier et P. Vincent, 4.00
Relaxation sensorielle (La), Dr P. Gravel, 3.00
S'aider soi-même, L. Auger, 4.00
Volonté (La), l'attention, la mémoire,
  R. Tocquet, 4.00
Vos mains, miroir de la personnalité,
  P. Maby, 3.00
Votre écriture, la mienne et celle des
  autres, F.X. Boudreault, 2.00
Votre personnalité, votre caractère,
  Y. Benoist-Morin, 3.00
Yoga, corps et pensée, B. Leclerq, 3.00
Yoga, santé totale pour tous,
  G. Lescouflar, 3.00

SEXOLOGIE

Adolescent veut savoir (L'),
  Dr L. Gendron, 3.00
Adolescente veut savoir (L'),
  Dr L. Gendron, 3.00
Amour après 50 ans (L'), Dr L. Gendron, 3.00
Couple sensuel (Le), Dr L. Gendron, 3.00
Déviations sexuelles (Les), Dr Y. Léger, 4.00
Femme et le sexe (La), Dr L. Gendron, 3.00
Helga, E. Bender, 6.00
Homme et l'art érotique (L'),
  Dr L. Gendron, 3.00
Madame est servie, Dr L. Gendron, 2.00
Maladies transmises par relations
  sexuelles, Dr L. Gendron, 2.00

Mariée veut savoir (La), Dr L. Gendron, 3.00
Ménopause (La), Dr L. Gendron, 3.00
Merveilleuse histoire de la naissance (La),
  Dr L. Gendron, 4.50
Qu'est-ce qu'un homme, Dr L. Gendron, 3.00
Qu'est-ce qu'une femme,
  Dr L. Gendron, 4.00
Quel est votre quotient psycho-sexuel?
  Dr L. Gendron, 3.00
Sexualité (La), Dr L. Gendron, 3.00
Teach-in sur la sexualité,
  Université de Montréal, 2.50
Yoga sexe, Dr L. Gendron et S. Piuze, 4.00

SPORTS (collection dirigée par Louis Arpin)

ABC du hockey (L'), H. Meeker, 3.00
Aïkido, au-delà de l'agressivité,
  M. Di Villadorata, 3.00
Baseball (Le), collaboration, 2.50
Bicyclette (La), J. Blish, 4.00
Comment se sortir du trou au golf,
  Brien et Barrette, 4.00
Course-Auto 70, J. Duval, 3.00
Courses de chevaux (Les), Y. Leclerc, 3.00

Devant le filet, J. Plante, 3.00
Entraînement par les poids et haltères,
  F. Ryan, 3.00
Expos, cinq ans après,
  D. Brodeur, J.-P. Sarrault, 3.00
Football (Le), collaboration, 2.50
Football professionnel, J. Séguin, 3.00
Guide de l'auto (Le) (1967), J. Duval, 2.00
  (1968-69-70-71), 3.00 chacun

Guide du judo, au sol (Le), L. Arpin, **4.00**
Guide du judo, debout (Le), L. Arpin, **4.00**
Guide du self-defense (Le), L. Arpin, **4.00**
Guide du trappeur,
  P. Provencher, **4.00**
Initiation à la plongée sous-marine,
  R. Goblot, **5.00**
J'apprends à nager, R. Lacoursière, **4.00**
Jocelyne Bourassa,
  J. Barrette et D. Brodeur, **3.00**
Karaté (Le), Y. Nanbu, **4.00**
Livre des règlements, LNH, **1.50**
Lutte olympique (La), M. Sauvé, **4.00**
Match du siècle: Canada-URSS,
  D. Brodeur, G. Terroux, **3.00**
Mon coup de patin, le secret du hockey,
  J. Wild, **3.00**
Moto (La), Duhamel et Balsam, **4.00**
Natation (La), M. Mann, **2.50**
Natation de compétition (La),
  R. Lacoursière, **3.00**
Parachutisme (Le), C. Bédard, **4.00**
Pêche au Québec (La), M. Chamberland, **5.00**
Petit guide des Jeux olympiques,
  J. About, M. Duplat, **2.00**

Puissance au centre, Jean Béliveau,
  H. Hood, **3.00**
Raquette (La), Osgood et Hurley, **4.00**
Ski (Le), W. Schaffler-E. Bowen, **3.00**
Ski de fond (Le), J. Caldwell, **4.00**
Soccer, G. Schwartz, **3.50**
Stratégie au hockey (La), J.W. Meagher, **3.00**
Surhommes du sport, M. Desjardins, **3.00**
Techniques du golf,
  L. Brien et J. Barrette, **4.00**
Techniques du tennis, Ellwanger, **4.00**
Tennis (Le), W.F. Talbert, **3.00**
Tous les secrets de la chasse,
  M. Chamberland, **3.00**
Tous les secrets de la pêche,
  M. Chamberland, **3.00**
36-24-36, A. Coutu, **3.00**
Troisième retrait (Le), C. Raymond,
  M. Gaudette, **3.00**
Vivre en forêt, P. Provencher, **4.00**
Vivre en plein air, P. Gingras, **4.00**
Voie du guerrier (La), M. di Villadorata, **4.00**
Voile (La), Nik Kebedgy, **5.00**

Ouvrages parus à
L'ACTUELLE
JEUNESSE

Echec au réseau meurtrier, R. White, **1.00**
Engrenage (L'), C. Numainville, **1.00**
Feuilles de thym et fleurs d'amour,
  M. Jacob, **1.00**
Lady Sylvana, L. Morin, **1.00**
Moi ou la planète, C. Montpetit, **1.00**

Porte sur l'enfer, M. Vézina, **1.00**
Silences de la croix du Sud (Les),
  D. Pilon, **1.00**
Terreur bleue (La), L. Gingras, **1.00**
Trou (Le), S. Chapdelaine, **1.00**
Une chance sur trois, S. Beauchamp, **1.00**
22,222 milles à l'heure, G. Gagnon, **1.00**

Ouvrages parus à
L'ACTUELLE

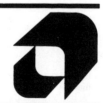

Aaron, Y. Thériault, **3.00**
Agaguk, Y. Thériault, **4.00**
Allocutaire (L'), G. Langlois, **2.50**
Bois pourri (Le), A. Maillet, **2.50**
Carnivores (Les), F. Moreau, **2.50**
Carré Saint-Louis, J.J. Richard, **3.00**

Centre-ville, J.-J. Richard, **3.00**
Chez les termites,
  M. Ouellette-Michalska, **3.00**
Cul-de-sac, Y. Thériault, **3.00**
D'un mur à l'autre, P.A. Bibeau, **2.50**
Danka, M. Godin, **3.00**
Débarque (La), R. Plante, **3.00**

Demi-civilisés (Les), J.C. Harvey, 3.00
Dernier havre (Le), Y. Thériault, 2.50
Domaine de Cassaubon (Le),
  G. Langlois, 3.00
Dompteur d'ours (Le), Y. Thériault, 3.00
Doux Mal (Le), A. Maillet, 3.00
En hommage aux araignées, E. Rochon, 3.00
Et puis tout est silence, C. Jasmin, 3.00
Faites de beaux rêves, J. Poulin, 3.00
Fille laide (La), Y. Thériault, 4.00
Fréquences interdites, P.-A. Bibeau, 3.00
Fuite immobile (La), G. Archambault, 3.00
Jeu des saisons (Le),
  M. Ouellette-Michalska, 2.50
Marche des grands cocus (La),
  R. Fournier, 3.00

Monsieur Isaac, N. de Bellefeuille et
  G. Racette, 3.00
Mourir en automne, C. de Cotret, 2.50
N'Tsuk, Y. Thériault 3.00
Neuf jours de haine, J.J. Richard, 3.00
New Medea, M. Bosco, 3.00
Ossature (L'), R. Morency, 3.00
Outaragasipi (L'), C. Jasmin, 3.00
Petite fleur du Vietnam (La),
  C. Gaumont, 3.00
Pièges, J.J. Richard, 3.00
Porte Silence, P.A. Bibeau, 2.50
Requiem pour un père, F. Moreau, 2.50
Scouine (La), A. Laberge, 3.00
Tayaout, fils d'Agaguk, Y. Thériault, 3.00
Tours de Babylone (Les), M. Gagnon, 3.00
Vendeurs du Temple (Les), Y. Thériault, 3.00
Visages de l'enfance (Les), D. Blondeau, 3.00
Vogue (La), P. Jeancard, 3.00

Ouvrages parus aux
PRESSES
LIBRES

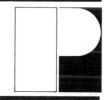

Amour (L'), collaboration 7.00
Amour humain (L'), R. Fournier, 2.00
Anik, Gilan, 3.00
Ariâme . . .Plage nue, P. Dudan, 3.00
Assimilation pourquoi pas? (L'),
  L. Landry, 2.00
Aventures sans retour, C.J. Gauvin, 3.00
Bateau ivre (Le), M. Metthé, 2.50
Cent Positions de l'amour (Les),
  H. Benson, 4.00
Comment devenir vedette, J. Beaulne, 3.00
Couple sensuel (Le), Dr L. Gendron, 3.00
Des Zéroquois aux Québécois,
  C. Falardeau, 2.00
Emmanuelle à Rome, 5.00
Exploits du Colonel Pipe (Les),
  R. Pradel, 3.00
Femme au Québec (La),
  M. Barthe et M. Dolment, 3.00
Franco-Fun Kébecwa, F. Letendre, 2.50
Guide des caresses, P. Valinieff, 4.00
Incommunicants (Les), L. Leblanc, 2.50
Initiation à Menke Katz, A. Amprimoz, 1.50
Joyeux Troubadours (Les), A. Rufiange, 2.00
Ma cage de verre, M. Metthé, 2.50
Maria de l'hospice, M. Grandbois, 2.00

Menues, dodues, Gilan, 3.00
Mes expériences autour du monde,
  R. Boisclair, 3.00
Mine de rien, G. Lefebvre, 3.00
Monde agricole (Le), J.C. Magnan, 3.50
Négresse blonde aux yeux bridés (La),
  C. Falardeau, 2.00
Niska, G. Mirabelle, 12.00
Paradis sexuel des aphrodisiaques (Le),
  M. Rouet, 4.00
Plaidoyer pour la grève et la contestation,
  A. Beaudet, 2.00
Positions +, J. Ray, 4.00
Pour une éducation de qualité au Québec,
  C.H. Rondeau, 2.00
Québec français ou Québec québécois,
  L. Landry, 3.00
Rêve séparatiste (Le), L. Rochette, 2.00
Séparatiste, non, 100 fois non!
  Comité Canada, 2.00
Terre a une taille de guêpe (La),
  P. Dudan, 3.00
Tocap, P. de Chevigny, 2.00
Virilité et puissance sexuelle, M. Rouet, 3.00
Voix de mes pensées (La), E. Limet, 2.50

Books published by HABITEX

Wine: A practical Guide for Canadians,
  P. Petel, **2.95**
Waiting for your child,
  Y.P. Marchessault, **2.95**
Visual Chess, H. Tranquille, **2.95**
Understanding Medications,
  R. Poitevin, **2.95**
A Guide to Self-Defense, L. Arpin, **3.95**
Techniques in Photography, A. Desilets, **4.95**
"Social" Diseases, L. Gendron, **2.50**
Fondues and Flambes, S. Lapointe, **2.50**
Cellulite, G. Léonard, **2.95**
Interpreting your Dreams, L. Stanké, **2.95**
Aikido, M. di Villadorata, **3.95**

8/Super 8/16, A. Lafrance, **4.95**
Taking Photographs, A. Desilets, **4.95**
Developing your photographs,
  A. Desilets, **4.95**
Gardening, P. Pouliot, **5.95**
Yoga and your Sexuality,
  S. Piuze, Dr L. Gendron, **3.95**
The Complete Woodsman,
  P. Provencher, **3.95**
Sansukai Karate, Y. Nanbu, **3.95**
Sailing, N. Kebedgy, **4.95**
The complete guide to judo, L. Arpin, **4.95**
Music in Quebec 1600-1800,
  B. Amtmann, **10.00**

Diffusion Europe

Belgique: 21, rue Defacqz — 1050 Bruxelles
France: 4, rue de Fleurus — 75006 Paris

CANADA	BELGIQUE	FRANCE
$ 2.00	100 FB	13 F
$ 2.50	125 FB	16,25 F
$ 3.00	150 FB	19,50 F
$ 3.50	175 FB	22,75 F
$ 4.00	200 FB	26 F
$ 5.00	250 FB	32,50 F
$ 6.00	300 FB	39 F
$ 7.00	350 FB	45,50 F
$ 8.00	400 FB	52 F
$ 9.00	450 FB	58,50 F
$10.00	500 FB	65 F